R.B. Abdullaev
A.M. Bakhtiyarova

ASPECTOS ECOLÓGICOS E MÉDICO-SOCIAIS DOS PROBLEMAS DO MAR DE ARAL

R.B. Abdullaev
A.M. Bakhtiyarova

ASPECTOS ECOLÓGICOS E MÉDICO-SOCIAIS DOS PROBLEMAS DO MAR DE ARAL

ScienciaScripts

Imprint

Cover image: www.ingimage.com

This book is a translation from the original published under ISBN 978-620-7-64754-5.

Publisher:
Sciencia Scripts
is a trademark of
Dodo Books Indian Ocean Ltd. and OmniScriptum S.R.L publishing group

120 High Road, East Finchley, London, N2 9ED, United Kingdom
Str. Armeneasca 28/1, office 1, Chisinau MD-2012, Republic of Moldova, Europe
Managing Directors: Ieva Konstantinova, Victoria Ursu
info@omniscriptum.com

Printed at: see last page
ISBN: 978-620-8-57049-1

Conteúdo

Compiladores:
R.B.Abdullaev - Doutor em Ciências Médicas, Professor, Departamento de Medicina Interna, Reabilitação e Medicina Popular, Urgench Branch of Tashkent Medical Academy
A.M.Bakhtiyarova - estudante da faculdade de medicina da secção de Urgench da Academia de Medicina de Tashkent

O livro é dedicado à crise ecológica do Mar de Aral, às consequências ecológicas e económicas desta tragédia, aos problemas de saúde na região do Sul do Priaralie. A monografia contém investigação científica concluída e em curso sobre o estudo da saúde pública e o desenvolvimento de medidas para uma nova abordagem do diagnóstico, tratamento e prevenção de doenças eco-dependentes. A monografia é dedicada a uma vasta gama de leitores, bem como a ecologistas, investigadores, médicos e estudantes de medicina.

Revisores:
1. I.K. Abdullaev - Doutor em Ciências Médicas, Professor, Diretor do Departamento de Saúde Pública e Gestão da Saúde, Urgench Branch da Academia Médica de Tashkent
2) A.U.Ermekbaeva - Doutor em Ciências Médicas, Professor, Chefe do Departamento de Medicina Interna e Medicina Familiar, Instituto Médico Estatal de Karakalpak

INTRODUÇÃO

Os problemas ecológicos representam uma grave violação da relação entre o homem e a natureza: é o esgotamento dos recursos naturais, a violação do equilíbrio ecológico, as alterações climáticas, as complicações das condições de vida e das actividades das pessoas. A essência dos problemas ecológicos é que como inter-relações razoáveis e propositadas entre o homem e a natureza.

A segurança ecológica e a proteção do ambiente são as condições mais importantes para garantir a segurança nacional geral e real, o desenvolvimento estável e o progresso da sociedade. O problema ambiental tornou-se um dos problemas globais mais graves do nosso tempo. Os problemas ambientais, se não forem resolvidos a tempo, podem conduzir a catástrofes, à perda de fundos e de tempo significativos, à complicação da vida das pessoas à escala de um país, de uma região distinta e do mundo inteiro.

Os factores gerais do impacto antropogénico sobre o ambiente (urbanização, resíduos industriais e domésticos, quimificação de tudo e especialmente da agricultura, transportes poluentes do ar, etc.) têm muitas vezes consequências agravadas nas condições especiais da Ásia Central, tais como a proximidade de desertos, o clima quente, a necessidade de irrigação artificial das terras, a elevada densidade populacional em algumas zonas, a monocultura do algodão, que esgota os recursos hídricos.

Uma das zonas mais perigosas de catástrofe ecológica desenvolveu-se na região da Ásia Central. Os processos de poluição da água potável, da atmosfera, a redução das áreas de sementeira, etc., não passaram pelo Uzbequistão. Estes processos não passaram pelo Uzbequistão, onde, segundo os peritos, se está a desenvolver uma situação extremamente difícil, pode dizer-se, perigosa:

1. A ameaça de terras limitadas e a sua composição de baixa qualidade.
2. Grave escassez e poluição dos recursos hídricos.
3. O problema do Mar de Aral.
4. Poluição atmosférica.

Os dirigentes da República do Usbequistão prestam grande atenção à proteção do ambiente e à utilização racional dos recursos naturais. Foram adoptados actos legislativos e celebrados vários tratados e acordos internacionais sobre as questões mais importantes da proteção do ambiente. Atualmente, os principais domínios de reforço da segurança ambiental são os seguintes

1. Acabar com a poluição do ar e da água, desenvolvendo e aplicando tecnologias adequadas e controlando rigorosamente a utilização de pesticidas e outras substâncias.
2. Utilização racional de todos os tipos de recursos naturais e garantia da expansão natural da reprodução dos recursos renováveis e do consumo rigorosamente calculado dos não renováveis.
3. Transformação orientada e baseada na ciência das condições naturais em grandes áreas.

4. Preservação de todo o património genético natural da vida selvagem como base de origem, criando novas espécies de plantas e animais cultivados.
5. Criar condições de vida favoráveis para a população nas cidades e noutros aglomerados urbanos, através da manutenção de um sistema de planeamento urbano e de planeamento distrital com base científica.
6. Chamar a atenção da comunidade mundial para os problemas ambientais da região.

No seu discurso, o Presidente do Uzbequistão prestou especial atenção ao problema das alterações climáticas, sublinhando que, atualmente, todos os países estão a sentir o impacto devastador deste processo.

"Infelizmente, estas alterações negativas representam também uma séria ameaça para o desenvolvimento sustentável da Ásia Central. Gostaria de chamar mais uma vez a atenção para as consequências devastadoras da secagem do Mar de Aral. A região do Mar de Aral tornou-se o epicentro de uma catástrofe ambiental", afirmou o Presidente do Usbequistão.

"Sublinhar a necessidade de uma ação imediata para restaurar o ecossistema do Mar de Aral, incluindo uma melhor gestão da água e uma utilização sustentável dos recursos."

"Apelamos à cooperação de todas as partes interessadas, incluindo os Estados, as organizações internacionais e a sociedade civil, para alcançar o objetivo comum de preservar este recurso natural único."

A catástrofe ecológica e os problemas socioeconómicos do Mar de Aral suscitaram grande interesse por parte da comunidade científica e dos meios de comunicação social nas últimas décadas. O mar torna-se um símbolo da interferência humana antropogénica no ambiente natural e mostra o que pode acontecer às massas de água sob a sua utilização económica intensiva e insuficientemente ponderada. Tudo isto torna necessário efetuar mais estudos sobre as massas de água interiores.

O Mar de Aral, um lago salgado sem drenagem na Ásia Central, na fronteira do Cazaquistão e do Uzbequistão, deu durante muitas décadas um grande contributo para a economia da antiga URSS, sendo uma das maiores massas de água rica em várias espécies de flora e fauna. Os rios Syr Darya e Amu Darya abasteciam o mar com água e determinavam o seu volume, o peixe do mar era exportado, a agricultura da região era estimulada e abastecida com água. (N. O. Ignatyeva, 2022).

As tempestades de sal e poeira, que são sopradas do fundo do Mar de Aral, poluem a atmosfera da Terra. As tempestades de poeira provocam o processo de desertificação secundária. Poderosas correntes atmosféricas de jato, que fluem de oeste para leste, transportam misturas de aerossóis de poeiras e sais do fundo do Mar de Aral para a superfície dos glaciares do Tien Shan e do Pamir. A poluição dos glaciares intensifica o degelo já ativo causado pelas alterações climáticas globais. Os glaciares são o tesouro das reservas de água doce dos países da Ásia Central, pelo que o processo de degelo é muito perigoso para estes países. É necessário desenvolver uma estratégia de gestão e mecanismos para coordenar a utilização das bacias hidrográficas. Apesar da situação catastrófica do Mar de Aral, a água continua a ser vista nos países da Ásia

Central como um recurso energético e hídrico.
recurso de irrigação. A consequência desta situação é a deterioração da qualidade da água potável, que afecta a saúde da população, a diminuição da quantidade de terras férteis e produtivas, a deterioração da qualidade de vida, o aumento da pobreza e do desemprego e as elevadas taxas de migração. Os esforços conjuntos de todos os países darão a oportunidade de executar projectos conjuntos para salvar o Mar de Aral para o bem-estar da geração futura. (G.S.Tileukulova, 2022).

Tendo em conta o papel crucial da ecologia na vida da população dos países da Ásia Central, os chefes destes cinco Estados reuniram-se em 1993 no Cazaquistão e, após terem debatido a situação ambiental emergente, adoptaram um acordo conjunto sobre acções conjuntas para evitar a secagem do Mar de Aral e as suas consequências. Para resolver as tarefas definidas, os Chefes de Estado decidiram criar o Conselho Interestatal para os Problemas do Mar de Aral e o seu órgão de trabalho - o Comité Executivo. O Fundo Internacional para a Salvaguarda do Mar de Aral foi criado para apoiar financeiramente as tarefas acima referidas. A segunda reunião dos chefes supremos das repúblicas da Ásia Central realizou-se em Nukus em 1994. Nesta reunião foi aprovado o "Programa de acções concretas para a melhoria da situação ecológica na bacia do Mar de Aral nos próximos trinta anos, tendo em conta o desenvolvimento socioeconómico da região". No mesmo ano, em Dashkhauz, na República do Turquemenistão, foi ouvido o relatório do Conselho Interestatal sobre a execução deste programa.

Os governos das repúblicas da Ásia Central e as organizações internacionais adoptaram, em 20 de setembro de 1995, em Nukus, na República do Usbequistão, a Declaração dos Estados da Ásia Central e das organizações internacionais sobre os problemas do desenvolvimento sustentável da região do Mar de Aral. Esta declaração prevê a resolução de problemas cruciais como

— transição para um sistema de agricultura e silvicultura mais equilibrado e baseado na ciência;

Melhorar a eficiência da irrigação através do desenvolvimento de métodos económicos de utilização dos recursos hídricos, da aplicação de tecnologias avançadas na irrigação e da proteção do ambiente;

— Melhoria do sistema de gestão integrada dos recursos naturais da região.

Em 1997, realizou-se em Almaty uma reunião regular dos chefes de cinco Estados da Ásia Central, com a participação de representantes das Nações Unidas e do Banco Mundial, na qual foi tomada a decisão de melhorar as estruturas organizativas para resolver os problemas do Mar de Aral, tendo sido criada uma composição mais eficaz do Fundo Internacional para a Salvaguarda do Mar de Aral.

De acordo com a Resolução do Presidente da República do Usbequistão n.º F-4330, de 5 de agosto de 2014, "realizou-se em Urgench uma conferência internacional sobre a execução de projectos regionais na bacia do Mar de Aral"

Foi adotado o Decreto do Conselho de Ministros n.º 1031, de 24.12.2019, sobre a criação de "coberturas verdes" nas zonas áridas do Mar de Aral.

Por iniciativa do líder do nosso país, estão a ser criados este ano 500 mil hectares de áreas verdes (arbustos) para travar a desertificação causada pela construção do Mar de Aral.

PARTE 1

CRISE AMBIENTAL NA ZONA DO MAR DE ARAL

As consequências negativas da catástrofe ambiental na região do Mar de Aral vão muito para além das regiões, assumindo um carácter planetário. Assim, milhões de toneladas de poeira cáustica, levadas pelos ventos do leito marinho seco, já estão a cair sob a forma de chuva salgada em várias regiões da Federação Russa, da Bielorrússia, da Lituânia e de outros locais ainda mais remotos. Tudo isto mostra que o atraso na eliminação da situação de crise que se desenvolveu aqui pode levar a custos morais e económicos mais graves. Por isso, o estudo aprofundado da situação ecológica, sanitária e epidemiológica e o desenvolvimento de recomendações abrangentes sobre a proteção da saúde e a recuperação do ambiente natural na região do Mar de Aral é uma das tarefas científicas e práticas urgentes.

A natureza e a sociedade são um sistema dinâmico único e as alterações da biosfera não podem deixar de afetar a natureza biológica do homem. A deterioração da situação ecológica afecta imediatamente a saúde da população que vive na zona de desvantagem ecológica. A melhoria das condições de vida da geração atual e futura de pessoas depende, em grande medida, de factores ambientais. Nos últimos 15-20 anos, a República do Usbequistão tem-se confrontado com o problema da deterioração acentuada do ambiente e dos recursos naturais. A secagem do Mar de Aral, em especial, tem sido uma verdadeira catástrofe ecológica. Não se trata apenas de uma catástrofe ecológica, mas também económica, médica e demográfica na região do Mar de Aral, que afecta o destino das populações do Usbequistão, do Cazaquistão e do Turquemenistão.

Factores ambientais que influenciam a crise no Mar de Aral e na sua zona adjacente

Mar de Aral e território adjacente de Priaralie

O "Olho Azul da Terra" - o Mar de Aral surgiu há mais de 35.000 anos.

É o maior lago da Ásia Central. Tem uma área de 66.458 quilómetros quadrados (com ilhas). Era o quarto maior do mundo (depois do Mar Cáspio, do Lago Superior na América e do Lago Vitória em África). O seu maior comprimento era de nordeste a sudoeste, 428 km, e a sua largura, a 450° de latitude norte, 284 km. O Mar de Aral não tem drenagem.

O Mar de Aral engloba dois grandes rios, o Amu Darya e o Syr Darya. As margens setentrionais do mar de Aral, nalguns locais de baixa altitude, são cortadas por grandes baías; as margens setentrionais são delimitadas pelas areias dos Grandes Texugos, dos Pequenos Texugos e dos Karakums de Priaralie. As costas orientais são baixas, arenosas, fortemente aquecidas, com numerosas pequenas baías e ilhas arenosas. A margem sul é formada pelo enorme delta do Amu Darya. A costa ocidental é precipitada, elevando-se nalguns locais a 190 metros acima do nível do Mar de Aral, sem baías, e representa o limite oriental do planalto de Ust-Yurt. As maiores ilhas (área total de 2.345 km2) são: Kugaral (área de 273 km2), Vozrozhdeniya (216 km2), Barsa-Kelmes ("se fores, não voltarás", 133 km), perto do delta Amu Darya - Tokmak

- Ata. No norte - a ponta oriental da estação ferroviária do Mar de Aral "Mar de Aral". Como resultado da diminuição do nível do Mar de Aral em mais de 40,42 metros, este já não é um único mar, mas dois lagos residuais. As suas margens recuaram mais de 70-110 quilómetros. Os deltas dos rios Amu Darya e Syr Darya estão a degradar-se intensamente. A dessecação dos fundos foi registada numa área de mais de 4 milhões de hectares. Em troca, recebemos outro deserto arenoso-solonchak criado pelo homem. Os ventos do leito seco do Mar de Aral levantam sal e poeira no ar e transportam-nos para centenas de quilómetros de distância.

No passado recente, nos anos 50, a altura do Mar de Aral era de 53 metros, a sua área era de quase 67 mil quilómetros quadrados, o seu volume de água era de 1062 metros cúbicos e a sua salinidade era de 10 g/l. Os rios Amu Darya e Syr Darya despejavam anualmente 60 metros cúbicos de água no mar. Este volume constituía 81% da parte total do balanço hídrico que entrava no mar, sendo a parte restante constituída pelas águas subterrâneas e pluviais.

A partir de 1960, o nível da água começou a diminuir, com uma diminuição média anual de 0,21 metros entre 1961 e 1970, 0,58 metros entre 1971 e 1980 e 1,0 metros desde 1980. Em 1990, o nível da água tinha descido 14 metros em relação a 1960, a área total do mar tinha diminuído 40%, o volume de água 60% e a salinidade média tinha atingido 30 t/l. Em 1982 e 1986, os rios não injectaram água no mar e, desde 1981, a navegação no mar parou completamente. As principais razões para esta tragédia são: em primeiro lugar, o aumento constante das terras irrigadas (mais de 3 milhões de hectares de terra foram desenvolvidos na região do Mar de Aral nos últimos 35 anos); em segundo lugar, a construção de grandes instalações de irrigação (mais de 50 reservatórios foram construídos na Ásia Central).

Em 1994, o nível da água no Mar de Aral tinha descido para 32,5 m, o volume era inferior a 400 quilómetros cúbicos e a área espelhada era de 8032,5 mil quilómetros quadrados. a mineralização da água tinha duplicado.

As tempestades de poeira no fundo seco do Mar de Aral foram detectadas pela primeira vez em 1975, na sequência de investigação espacial. Desde a década de 1980, estas tempestades são observadas durante 90 dias por ano. As plumas de poeira atingem 400 quilómetros de comprimento e 40 quilómetros de largura, e o raio de ação das tempestades de poeira chega aos 300 quilómetros. De acordo com as estimativas dos especialistas, entre 15 e 75 milhões de toneladas de poeira são lançadas na atmosfera todos os anos.

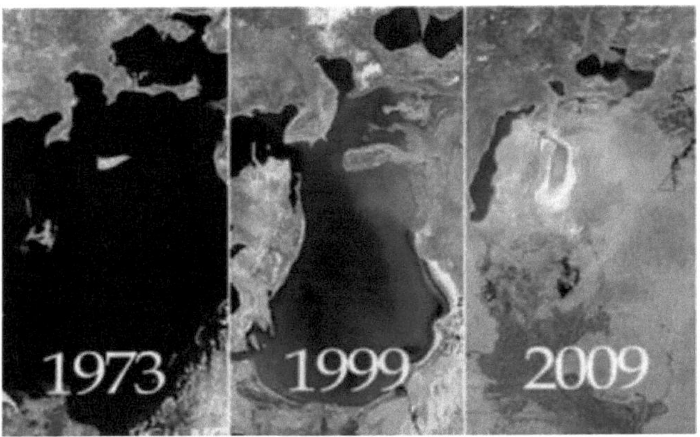

Fig. Vista do espaço. O Mar de Aral em 1973, 1999 e 2009.

Desde 1983, o Mar de Aral deixou de existir como local de produção de peixe. Longe da costa moderna, é possível encontrar ilhas enferrujadas da outrora poderosa frota pesqueira, povoações de pescadores em ruínas. As baías de Bozkol, Altynkol e Karatma desapareceram, o arquipélago de Akpetki fundiu-se com a terra. As pastagens e os campos de feno estão a desaparecer, os territórios estão a ficar alagados. O crescente défice hídrico e a deterioração da qualidade da água causaram a degradação dos solos e do coberto vegetal, alterações na flora e na fauna, bem como a redução da eficiência da agricultura de regadio.

A tragédia do Mar de Aral é, de facto, uma catástrofe ambiental global. As colisões na interação entre a sociedade e a natureza que surgiram na região do Mar de Aral, reflectindo as condições de existência humana, os processos socioeconómicos do presente, afectam a saúde das pessoas que aqui vivem, determinam o conteúdo principal do problema ambiental. Nos mapas ecológicos estrangeiros, esta região é designada como o triângulo da morte. Esta região é também designada por "Chernobyl silenciosa" (Berdimuratova A., 1997). O luto inaudito não se abateu sobre ela de repente, mas foi-se instalando lentamente, destruindo a saúde das pessoas.

A situação ambiental ameaçadora que se vive todos os anos provoca a morte de muitas pessoas e aumenta o número de doenças perigosas. A vida de centenas de milhares de pessoas que vivem neste território está em risco.

As consequências mais negativas têm lugar no Priaralie meridional (Quadro 1). Enquanto a área total da região do Mar de Aral é de 473 mil quilómetros quadrados, a área da sua parte sul é de 245 mil quilómetros quadrados ou 19,2% do território da Ásia Central. Esta área inclui todo o território da República de Karakalpakstan, do vilayat de Khorezm e da província de Tashauz do Turquemenistão. As perturbações ecológicas em curso e o exemplo do Mar de Aral e de Priaralie, em termos de intensidade dos processos de desertificação, não têm análogos na prática mundial, o que explica as dificuldades de avaliação quantitativa e qualitativa das alterações ecológicas. Atualmente, mais de 10 milhões de pessoas vivem na zona de desastre ecológico (Zhirinkov G.A., 1993).

As alterações ecológicas na região estão indissociavelmente ligadas ao destino dos rios Syr Darya e Amu Darya, que, juntamente com os glaciares que os alimentam e o próprio Mar de Aral, constituem um único complexo criado pela própria natureza: montanhas - rios - mar. No entanto, em consequência da gestão extensiva e da utilização esbanjadora dos recursos hídricos, o equilíbrio natural existente foi artificialmente perturbado, o que deu origem a uma vasta zona árida no curso inferior do Syr Darya, especialmente na zona do Mar de Aral, onde vivem cerca de 0,5 milhões de habitantes da região de Kzyl-Orda. A redução sem precedentes, ao longo de 28 anos, do afluxo de água dos rios ao mar provocou uma descida de 14 metros no seu nível e uma queda de 65% no volume de água, tendo a sua salinidade aumentado de 11-12 para 26-27 g/litro. Só no Cazaquistão o fundo do mar foi exposto numa área de 1,3 e, em geral, em mais de 2,5 milhões de hectares. O seu hálito quente e húmido não o protege agora do efeito escaldante dos ventos do deserto, pelo contrário, formou-se um novo centro de poeira e sal com dunas de areia e vegetação esparsa de solanáceas no vasto fundo marinho seco. O raio da sua influência inclui uma vasta gama de povoações nos distritos de Aral e Kazaly, incluindo o próprio Aral (Kulmanov M.E., 1996).

Uma das razões para a morte do Mar de Aral é o insuficiente afluxo de água dos dois rios Amu Darya e Syr Darya, pelo que, se em 1960 o Mar de Aral recebia 58,8 quilómetros cúbicos de água por ano, em 1989 esse valor desceu para 4,3 quilómetros cúbicos.

O afluxo total de água do Amu Darya e do Syr Darya foi em média de 42,9 quilómetros cúbicos em 1960-1971, 16,1 quilómetros cúbicos em 1971-1980 e apenas 4,3 quilómetros cúbicos em 1981-1984. Desde 1978, o afluxo de água do Syr Darya cessou e o do Amu Darya diminuiu para 1-5 quilómetros cúbicos por ano.

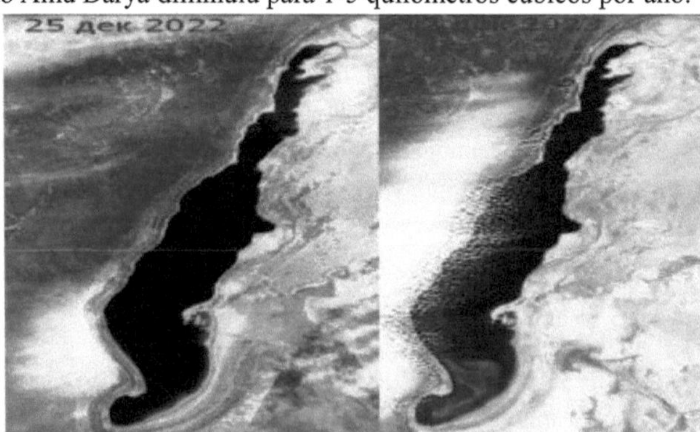

Fig. Mar de Aral 25 de dezembro de 2022 e 12 de dezembro de 2023 vista do Mar de Aral do espaço.

A utilização da água do Amu Darya para irrigação, recuperação de terras e irrigação alterou significativamente o ecossistema da região de Khorezm Vilayat. A redução do caudal de água nos rios levou à diminuição da componente aluvial, dos microrganismos que alimentam o solo, ao esgotamento das reservas de água subterrânea, em resultado do que a água do canal foi absorvida pelo solo e o nível das águas subterrâneas ao longo da margem do rio Amudarya desceu 6-8 metros, provocando a salinização do solo costeiro e a alteração da flora ao longo da margem.

O solo do delta do Amudarya, anteriormente pertencente ao complexo hidromorfológico ou polimorfológico, está a tornar-se mais árido e salino. O teor de sal no solo atinge 30%, e as camadas salinas encontram-se a uma profundidade de 1,5-2,0 metros.

A expansão da rede de sistemas de irrigação, o desenvolvimento de novas terras e a utilização da água para satisfazer necessidades industriais e económicas reduziram o caudal de água no rio Amu Darya, por um lado, e, por outro, a baixa eficiência da utilização da água, a má gestão, o desperdício, a falta de sistemas de drenagem adequados, o elevado grau de salinidade do solo para a lavagem da água utilizada na irrigação conduziram a uma salinidade excessiva da água no curso superior do rio, que depois corre para a região de Khorezm.

Assim, nas últimas décadas, a salinização sazonal da água no curso inferior do rio Amudarya, em Khorezm Vilayat, aumentou 2 a 4 vezes, atingindo por vezes 2,1-2,2 gramas por litro e, nalguns períodos de águas baixas, até 3,0 gramas por litro.

A água altamente mineralizada e o solo salino têm um efeito prejudicial na produção agrícola. As perdas na agricultura aumentam anualmente, o que afecta toda a economia de Khorezm Vilayat, uma vez que um grau insignificante de salinidade do solo provoca uma diminuição de 20,0% no rendimento das culturas e um elevado teor de sal - 50,0%.

Outra razão para o agravamento da crise ecológica são as contradições ecológicas e sócio-culturais que definem a relação entre cada etapa do desenvolvimento histórico do homem e da natureza. Por conseguinte, a primeira condição para uma mudança radical da situação atual é a tomada de consciência clara de que é impossível criar uma economia poderosa sem resolver o problema ecológico de uma forma fundamental, pois não pode haver uma economia saudável com uma "ecologia doente". Neste sentido, temos de resolver os seguintes problemas: em primeiro lugar, desenvolver uma base filosófica para uma nova consciência ecológica global. As ideias de unidade espiritual universal, a sacralidade de cada vida humana e da humanidade como uma única família, o bem-estar de todos os membros da sociedade fornecem a base para a consciência ambiental global.

Em segundo lugar, nas condições de transição para as relações de mercado, com a ajuda do sistema político e dos meios de comunicação social, para difundir estas ideias e torná-las uma parte necessária do pensamento humano. Por conseguinte, o ponto mais importante de aplicação dos esforços para a normalização da situação ecológica é o Estado de direito, um mecanismo económico eficaz que estimule o empreendedorismo na maior medida possível, a consolidação da prioridade das necessidades do indivíduo, garantindo os direitos humanos.

Em terceiro lugar, tendo em conta que um dos principais critérios de progressividade do sistema socioeconómico é a capacidade da sociedade de utilizar as conquistas do progresso científico e técnico com o mínimo de danos para o ambiente, o maior fator de progresso socioeconómico da atualidade - o progresso científico e técnico - estará envolvido na nossa república.

Outras causas do agravamento da crise ecológica incluem a apropriação espontânea ou insuficientemente consciente das riquezas da natureza pela humanidade e a dinâmica dos factores demográficos. O núcleo do fator demográfico é uma população de pessoas que se reproduz continuamente, ou seja, a população. O desenvolvimento da sociedade e da natureza depende de indicadores demográficos como a dimensão total da população, a taxa de crescimento, a estrutura por sexo e idade, o estado de saúde psicofísica e a mobilidade migratória. O efeito que a migração tem num determinado caso depende da sua taxa, direção e estrutura dos fluxos migratórios. Na região do Mar de Aral, a migração é uma consequência da crise ecológica. De acordo com o Ministério das Estatísticas Económicas da República de Karakalpakstan, em 1996, 6 500 pessoas deixaram as zonas rurais e, nos anos seguintes, este número tem vindo a aumentar gradualmente. O fluxo migratório é dominado principalmente pelos 15

Os jovens são a parte da população mais capaz e mais instruída.

Consequências ambientais e económicas catástrofe ambiental

O Vilayat de Khorezm está situado na parte noroeste da República do Usbequistão, no curso inferior do rio Amu Darya, na sua margem esquerda, a trezentos quilómetros da costa do Mar de Aral. A situação ambiental, económica e social na região do Mar de Aral, incluindo o Vilayat de Khorezm, é difícil. A norte, o vilayat faz fronteira com a República de Karakalpakstan (nevoeiro do Amu Darya). No nordeste, a sua fronteira é o rio Amu Darya, na margem direita do rio estão localizados os nevoeiros Beruni e Turtkul da República de Karakalpakstan. A oeste e a sul, Vilayat faz fronteira com as províncias de Tashauz e Darganata da República do Turquemenistão. Vilayat foi criada em 15 de janeiro de 1938. O território de Vilayat tem 813,9 mil quilómetros quadrados. A região está dividida em 11 tumans administrativos e duas cidades Urgench e Khiva. A população do vilayat em 01.01.2000 era de 1.314.621 pessoas. O centro do vilayat é a cidade de Urgench com uma população de 146.721 habitantes. O clima do Vilayat de Khorezm é acentuadamente continental. A temperatura média anual do ar é de +11 +13 graus Celsius, o mês mais quente é julho, cuja temperatura média é de +30 graus Celsius, e em alguns dias atinge os 45 graus Celsius, o mês mais frio é janeiro, com a temperatura média mensal do ar de -6 -9 graus Celsius e a máxima de -27 graus Celsius. A precipitação média anual plurianual é de 60 - 120 mm. A maior quantidade de precipitação cai nos meses do outono e da primavera. Vilayat caracteriza-se por ventos constantes - no outono, inverno e primavera - de direção nordeste, no verão - de direção norte. As suas velocidades médias anuais atingem 2,1-4,8 m/s, as máximas (na primavera) podem atingir 10-15 m/s, as mínimas no outono - 1,8-2,2 m/s. Proximidade dos desertos de Karakum 16 e Kyzylkum, com temperaturas elevadas no verão e ventos que sopram constantemente, afectam a humidade em Khorezm Vilayat. A humidade média anual não ultrapassa os 55-60%, a humidade relativa no inverno é de 70-80%, no verão desce para 33-54%.

Em Vilayat, uma vasta rede de canais de irrigação, um lençol freático próximo, o aumento da humidade do solo e a elevada radiação solar provocam um aumento da evaporação da humidade. O valor mais elevado da evaporação da humidade é observado de maio a agosto, atingindo 350 mm, e o mais baixo em dezembro-janeiro.

Geomorfologicamente, as terras de Khorezm são depósitos aluviais, representados por areias, margas e argilas da quarta idade. Rica em componentes aluviais, cal, fosfato e microorganismos, a terra é ideal para a agricultura.

O relevo do vilayat é calmo, plano. A profundidade de congelação do solo é de 0,8 metros. A rede hidrogeológica do vilayat é representada pelo rio Amu Darya, por uma rede ramificada de irrigação e de drenagem coletora e por lagos. As águas subterrâneas são formadas pela filtração das massas de água superficiais. A posição mínima do nível das águas subterrâneas é observada em dezembro-abril, a subida máxima em junho-agosto, a flutuação sazonal a longo prazo do nível das águas subterrâneas é de 0,3 a 1,1 metros. As águas subterrâneas são altamente corrosivas para o betão e para os metais e a sua água é altamente mineralizada.

Vilayat é agroindustrial, os principais ramos da agricultura são o cultivo de algodão, o cultivo de cereais, o cultivo de melão e a criação de gado. Entre as empresas industriais, as maiores são "Urgench-6" na cidade de Urgench, a fábrica de tapetes na cidade de Khiva, "Gurlene - têxtil" no nevoeiro de Gurlene, empresas de transformação de algodão.

A crise ecológica em Vilayat é uma consequência de uma grande catástrofe ecológica que se abateu sobre esta região (devido ao afundamento do Mar de Aral). As principais formas de resolver o problema e sair da situação que aqui se criou devem ser consideradas na inter-relação com as peculiaridades de toda a região da bacia do Mar de Aral, as suas caraterísticas geográficas e naturais, na dinâmica das tendências de desenvolvimento socioeconómico e ecológico. A estrutura da cultura do algodão, que se desenvolveu na última década, não permitiu resolver eficazmente os problemas socioeconómicos e ecológicos. O desenvolvimento extensivo da agricultura de regadio, o baixo nível da agricultura e a industrialização insuficiente, sob elevadas taxas de crescimento demográfico e de utilização dos recursos hídricos, não permitiram o aumento planeado do rendimento médio per capita e do nível de vida.

Estes erros de cálculo são o resultado da antiga política económica de agricultura "totalmente sindical", orientada apenas para a produção e exportação de algodão, que conduziu a uma economia mais desequilibrada.

O problema do abastecimento da população com muitos dos bens de consumo necessários continua a ser grave. O vilayat de Khorezm, juntamente com a República de Karakalpakstan, ocupa um dos últimos lugares da República em termos de indicadores básicos do bem-estar da população, nomeadamente o rendimento médio per capita, o abastecimento de água potável, o saneamento básico, o equipamento de cuidados de saúde, a educação pública e as instituições culturais.

O baixo nível do rendimento médio per capita na região do Mar de Aral limita seriamente as possibilidades de consumo e de acumulação de capital, o que provocou uma queda da produtividade do trabalho, uma diminuição dos rendimentos nas esferas produtiva e não produtiva da economia e, devido à aplicação intempestiva de um conjunto de medidas de proteção ambiental, uma diminuição da quantidade e da qualidade da água potável e dos géneros alimentícios, uma alteração do ambiente, uma deterioração do nível de vida da população e um crescimento populacional relativamente elevado da região que absorve rapidamente os rendimentos do sector industrial. Consequentemente, a possibilidade de escapar ao círculo vicioso da catástrofe ecológica da região com recursos internos é anulada. Os efeitos combinados das duras condições de vida, da contínua degradação ambiental e da reconstrução económica sobre a população local só agora estão a ser quantificados.

Alterações climáticas e do solo

O clima de Khorezm Vilayat formou-se principalmente sob a influência do Mar de Aral, mas devido à crise do Mar de Aral, o clima de Vilayat alterou-se, pelo que o verão se tornou mais quente e seco, a temperatura do ar atingiu nalguns meses +50 graus Celsius, o inverno tornou-se mais frio, a marca de temperatura desceu e diminuiu para 30-40 graus, também a quantidade de precipitação diminuiu para 80-100 mm. O número de dias ventosos aumentou, aumentando assim a tendência do clima de Vilayat para se tornar continental.

Juntamente com a degradação dos solos, a deterioração da qualidade da água potável, a deterioração das condições de vida da população e outras consequências, o clima desta região está a mudar drasticamente. O arrefecimento acentuado, o início tardio da primavera, os ventos frios e poeirentos constantes são sinais apenas dos últimos anos, uma vez que o Mar de Aral tem vindo a proteger a Ásia Central dos ventos frios do Norte há milhares de anos. Ao encontrar-se com uma poderosa coluna de vapores da sua superfície, as massas de ar frio foram lançadas pela "elevação atmosférica" para as alturas mais elevadas, ultrapassaram o caminho de milhares de quilómetros e encheram as reservas de neve eterna do Pamir.

As tempestades de areia e sal que transportam milhares de toneladas de poeira e sal das margens do Mar de Aral chegam a Khorezm, poluindo a sua bacia atmosférica, o solo e a água, prejudicando assim a ecologia e a economia da região.

De acordo com os peritos, a secagem do Mar de Aral afecta a circulação atmosférica. A repetição do durm meridional na circulação atmosférica (dezembro-fevereiro) intensificou-se especialmente. Chama-se a atenção para o facto de a composição mineral da precipitação se ter alterado. Por exemplo, de acordo com os dados da estação meteorológica "Mar de Aral" relativos a 1969-1979, a precipitação sextuplicou

19

aumento de minerais na precipitação atmosférica, este processo aumentou especialmente em 1974-1980, atingindo uma mineralização total por ano de 9,8 e 13,1 mg/l, com um aumento dos iões sulfato.

As comparações das medições da temperatura do ar para os anos 1960-1979 mostram que se registaram grandes alterações nos últimos dez anos (1970-1979). Este caso é caraterístico não só da costa, mas também de outras estações meteorológicas afastadas do mar, como Tomdi, Chunkozgon, Kulkuduk. O aumento da continentalidade climática é registado em Priaralie, as flutuações diárias da temperatura do ar mudam (Quadro 2).

Note-se que, se em 1950-1959, em Muynak, os dias não sedimentares individuais eram de 30-35 dias durante o ano, em 1970-1979 este indicador era de 120-150 dias (Alibekov L., 1994).

As terras irrigadas aumentaram no mundo desde a década de 1950 até mais 3 por cento por ano, e a utilização de fertilizantes minerais e pesticidas aumentou até 9 vezes. Ao mesmo tempo, a produção alimentar de carne, cereais, peixe, arroz e outros aumentou 3-6 vezes. No entanto, a expansão extensiva dos agroquímicos, a violação dos requisitos agrotécnicos sem ter em conta as consequências a longo prazo de tal desenvolvimento levaram ao desenvolvimento de processos de erosão, alagamento e salinização das terras, poluição das águas superficiais e subterrâneas, declínio da fertilidade das terras e do rendimento das culturas, deterioração da situação ecológica, redução da diversidade de espécies da flora e da fauna. Em 1980-1985, o crescimento das terras irrigadas no mundo praticamente parou, a sua degradação e a retirada do volume de negócios aumentaram.

Estes processos e tendências eram típicos das repúblicas da Ásia Central, onde as terras irrigadas aumentavam a taxas mais elevadas, até 5-10% por ano, e eram planeadas pelas autoridades centrais, num contexto de défice evidente de recursos hídricos. Este facto provocou a secagem do Mar de Aral e o desenvolvimento da desertificação em vastas áreas. Todos os trabalhos de transferência de parte do caudal dos rios siberianos, os estudos e os projectos foram interrompidos e congelados. Anteriormente, as terras irrigadas na região estavam concentradas em oásis, planícies aluviais e deltas de rios em 20

solos relativamente leves, não salinos e ligeiramente salinos e a sua utilização baseou-se em milhares de anos de experiência e tradições ricas da população local, na utilização económica dos recursos hídricos e de fertilizantes orgânicos. Após os trabalhos de desenvolvimento de terras em grande escala em Hungry Degree, onde foi criada uma rede de irrigação perfeita - canais revestidos, calhas, drenagem fechada e antes da construção dos principais colectores de desvio, começou o desenvolvimento generalizado de terras mais salinas e difíceis de recuperar. Estes processos foram alargados às zonas inferiores dos rios Amu Darya e Syr Darya. A partir da década de 1970, iniciou-se a construção em massa da rede de colectores de drenagem, o desenvolvimento de novas terras para a cultura do arroz e do algodão e a reconstrução de parte das antigas terras irrigadas. Infelizmente, a experiência do desenvolvimento dos graus Golodnaya e Karitinskaya foi transferida para as zonas inferiores do rio

Amudarya, onde a drenagem natural é fraca, os declives dos terrenos são insignificantes, os solos flutuantes são finos e arenosos e não existem dados positivos sobre o funcionamento da drenagem horizontal e vertical (Goldstein R., 1996).
A agricultura de regadio é motivo de grande preocupação na região: nas partes média e baixa dos rios Amu Darya e Syr Darya, onde predominam as terras salinas. A prática de 30-40 anos de exploração e recuperação, bem como os sistemas de irrigação antigos e novos, conduzem a uma mobilização crescente de sais de estratos geológicos salinos profundos e ao seu envolvimento em ciclos hidroquímicos, contribuindo para o aumento da salinização dos solos. O aumento da capacidade de drenagem dos solos através de uma rede de drenagem específica não produziu resultados tangíveis. Assim, no vilayat de Khorezm, foram extraídas até 1300 toneladas de sais de 1 ha de terra ao longo de 35 anos. Ao mesmo tempo, em Karakalpakstan e Khorezm, praticamente não existem atualmente terras não salinas, tendo a área de terras média e altamente salinas aumentado até 45-60%. Ao mesmo tempo, regista-se um declínio contínuo do rendimento do algodão, que passou de 32-42 centavos/ha para 18-30 centavos/ha. O atual sistema irracional de irrigação por sulcos, leitos de canais de terra e irrigação por lixiviação conduz a grandes perdas de água para filtração, alagamento e encharcamento das terras. Isto, por sua vez, provoca processos anaeróbicos no solo, que levam a alterações no PH do ambiente, libertação de metano tóxico, dióxido de carbono, extração de metais ligados ao solo: ferro, alumínio, manganês e outros. A cartografia revelou uma salinização significativa do horizonte do solo nas zonas irrigadas, causada não só pelas emissões de poeiras e sal da parte seca do Mar de Aral, mas também pela salinização e evaporação intensivas. Em consequência do regime de irrigação não regulamentado, cerca de 50% das terras em Khorezm Vilayat e 30% na República de Karakalpakstan ficaram alagadas. O nível das águas subterrâneas aumentou 2 a 3 metros ou mais. No balanço geral das terras salinas prevalecem moderadamente salinas e altamente salinas. As terras muito salinas (50 g/l e mais) representam cerca de 15% da superfície irrigada (Goldstein R., 1996).
Para além da salinização generalizada dos solos, os trabalhos realizados estabeleceram de forma fiável que cerca de 40% dos solos no território de Khorezm Vilayat estão contaminados com herbicidas como o DDG e o HCCH, cuja quantidade atinge 17 MPC. Trabalhos pormenorizados em locais contaminados separados, onde após um ano a concentração de pesticidas foi determinada repetidamente, mostraram que o grau de contaminação não diminuiu, o que prova que a sua utilização continua apesar da proibição.
Para além dos pesticidas, de acordo com os dados do estudo atmogeoquímico, os solos e as terras da região do Mar de Aral estão intensamente poluídos com fracções combustíveis de produtos petrolíferos. Os focos de poluição estão confinados às aglomerações urbanas e escorrem ao longo dos canais e colectores que drenam as águas subterrâneas. A poluição por hidrocarbonetos manifesta-se mais fortemente em Khorezm Vilayat.
A área semeada de Khorezm Vilayat em 1998 foi de 235,9 mil hectares, dos quais

112,6 mil hectares de algodão e 42,4 mil hectares de culturas de cereais.

A produção de algodão, arroz e outras culturas requer grandes quantidades de água. Uma vasta rede de sistemas de irrigação de culturas exige grandes quantidades de água. Esta rede agravou o problema da salinização do solo; observa-se um paradoxo intenso - a água altamente mineralizada dos sistemas de irrigação saliniza secundariamente o solo. Tendo em conta o facto de mais de 15% das terras irrigadas serem anualmente semeadas com arroz, o principal consumidor de água, a probabilidade de salinização e de rotação de terras semeadas está a aumentar. As alterações na estrutura e na composição do solo afectaram a fertilidade da terra. Anualmente, em 5 mil hectares de terra na região, a fertilidade diminui, há um aumento do solo erodido, a estrutura agroquímica do solo muda, a colheita das culturas agrícolas diminui.

Devido ao aumento da salinidade da água e à subida dos lençóis freáticos, o estado de conservação das terras deteriorou-se, o que leva anualmente à morte de pomares e vinhas. Atualmente, mais do que todos os pomares frutíferos, uvas e amoras encontram-se em estado de desbaste. Nos últimos anos, a utilização de fertilizantes minerais e de produtos químicos tóxicos na agricultura tem vindo a diminuir, mas a sua má gestão em anos anteriores levou a uma contaminação significativa do solo, uma vez que todos os anos são encontrados produtos químicos tóxicos em amostras de solo de maior dimensão.

As poeiras salinas transportadas pelas tempestades de areia da zona aquática do Mar de Aral e a água altamente mineralizada do rio Amu Darya provocam alterações na estrutura química e biológica do solo. Esta situação afecta negativamente a produtividade agrícola, a flora e a fauna do ambiente e a saúde humana.

É necessário ter em conta o facto de que a situação sanitária e ecológica desfavorável no vilayat é formada pela limpeza sanitária, melhoria e esgotos das povoações. Anualmente, mais de 40 por cento das normas estabelecidas são removidas dos resíduos sólidos das povoações, o resto permanece nas povoações poluindo o solo com substâncias inorgânicas e orgânicas. Nos aglomerados rurais, os resíduos sólidos e líquidos são eliminados perto de casas de habitação, de massas de água e em terrenos baldios. Nos aglomerados rurais não existe rede de esgotos, utilizam-se casas de banho primitivas nos quintais e latrinas de fossa, cujos efluentes são absorvidos pelo solo, poluindo assim o solo e as águas subterrâneas do subsolo com substâncias biológicas e químicas.

A contaminação e a salinidade do solo, as condições elevadas das águas subterrâneas e a extensa quimificação da agricultura conduziram a uma contaminação biológica e química significativa do solo, que se manifestou em alterações da sua estrutura morfológica e microflora.

Vários fertilizantes orgânicos e meios de proteção química das plantas são amplamente utilizados no vilayat para aumentar a fertilidade e o rendimento da agricultura. Assim, em 1993, foram utilizadas na agricultura 79117 toneladas de adubos minerais (para comparação, em 1992 - 71298 toneladas) e 674,7 toneladas de pesticidas (em 1992 -

283,8 toneladas), enquanto o consumo de pesticidas por 1 ha de área foi de 5,4 kg (em 1992 - 2,02 kg) e per capita - 0,5 kg (em 1992 - 0,24 kg). Embora em 1994 a utilização de fertilizantes minerais tenha sido reduzida para 61395 toneladas e a de pesticidas para 426,5 toneladas, a probabilidade de poluição ambiental não diminuiu de todo. Em 1999, verificou-se que 40,3% das amostras de água, 53,8% das amostras de solo, 55,5% das amostras de ar durante a desfoliação e 56,7% dos géneros alimentícios continham resíduos de pesticidas. Em 2000, foram também detectados resíduos de pesticidas em amostras de água, amostras de solo, amostras de ar atmosférico e amostras de géneros alimentícios, que não diminuíram significativamente em comparação com 1999.

Alterações no abastecimento e na composição da água

No Uzbequistão, a cobertura da população com abastecimento de água centralizado é de 75% nas zonas urbanas e de 50% nas zonas rurais. No curso inferior do rio Amu Darya, a cobertura da população com abastecimento de água não excede 65%, e nas zonas rurais 10-20%. O estudo da eficiência dos dispositivos de purificação e desinfeção, a monitorização das fontes de abastecimento de água potável nas zonas baixas dos rios, a análise da qualidade da água por 30-40 ingredientes de poluição mostraram que:

— elevada poluição das águas fluviais, das nascentes superficiais e das falhas das lentes subterrâneas, canalares e fluviais, devido ao aumento da sua mineralização, elevada dureza, contaminação com substâncias tóxicas orgânicas, bacterianas, agro-químicas, etc;

— com a distância do rio, há um aumento da poluição das águas superficiais, distribuídas pelos canais até 1,5-2,0 vezes para todos os componentes, especialmente em anos de pouca água, no período de descarga outono-primavera;

Muitas povoações dispõem de instalações de tratamento primitivas - tanques de decantação, por vezes filtros rápidos de areia e subsequente cloração, sem dispositivos automáticos de fornecimento de reagentes. Neste caso, formam-se na água potável compostos organoclorados tóxicos complexos (trihalometano, etc.);

— Estudos sanitário-parasitológicos de amostras de água da torneira e de poços, realizados pela primeira vez em conjunto com o centro "Mycology" na cidade de Nukus, Muynak, Takhiatash, Kungirad, revelaram a presença de helmintos patogénicos para os seres humanos - ovos de ascarídeos, vermes, quistos de protozoários intestinais não patogénicos e giardia patogénica resistente a doses de cloro. Estes microrganismos patogénicos não foram detectados apenas na água da torneira da cidade de Khojeyli;

— Praticamente nenhuma organização efectua uma análise completa e abrangente da qualidade da água potável, tendo em conta a especificidade regional dos . O atual GOST "Água potável" não tem em conta o baixo nível de vida da população, o stress causado pela poluição industrial, a utilização de doses elevadas de produtos agroquímicos, o clima quente da região e a ingestão de grandes quantidades de água potável, entre outros;

- Não há controlo e cartografia da poluição das principais fontes de água potável, nem previsão da intensidade da poluição das fontes subterrâneas de água potável, incluindo a zona de sopé da região.
Uma análise semelhante da água potável na província de Tashauz revelou a não conformidade da água utilizada com o GOST "Água potável" em 60% das amostras recolhidas para análise, e na cidade de Tashauz 40%, e em alguns distritos este valor atinge 80% (Razzakov R.M., 1996).
É de notar que, durante muitos anos, foram utilizadas na região do Mar de Aral doses enormes de pesticidas proibidos a nível mundial (DDT, hexaclorano, butifos, propanil e outros), bem como fertilizantes minerais, cujos efeitos no corpo humano são mal conhecidos. Além disso, a água de 146 sistemas colectores foi descarregada no rio Syr Darya a partir de campos de arroz e de algodão. E 114 deles estavam localizados fora da região de Kzil-Orda, no Cazaquistão. A massa de substâncias nocivas que entra no mar deposita-se no fundo.
Nos últimos anos, não só o regime hidrológico do rio Syr Darya se alterou significativamente, como também a composição física e química da sua água. Assim, de 1956 a 1989, a sua mineralização em Kzyl-Orda aumentou 3,4 vezes, e o seu teor de cloreto e sulfato 5,2 vezes. O valor da acidez total aumentou de 0,05 para 0,7; os nitritos - de 1,0 para 10,0 e a acidez - de 3,0 para 7,0 mg/litro. Detecta sistematicamente pesticidas, fenóis, produtos petrolíferos, sais de metais pesados e outros componentes de efluentes industriais e agrícolas.
Segundo I.A.Usmanov (1996), a pressão antropotecnogénica sobre o ambiente, incluindo a hidrosfera, leva à inibição dos processos de autopurificação bacteriológica e, consequentemente, ao aumento da contaminação bacteriana da água. Este facto é claramente evidenciado pelos dados apresentados.
Disenteria, febre tifoide, febre tifoide 26
tifoide, salmonelose, cólera e outras. Entretanto, a população de Kzyl-Orda, Kazalinsk, Tasbuget, Karmakcha, Novokazalinsk e outras continua a utilizar parcialmente a água do Syr-Darya para fins domésticos e de consumo devido à escassez de água potável de boa qualidade.
É necessário prestar atenção ao facto de que, de acordo com os dados de Kulmanov M.E. e co-autores (1996), as taxas intensivas de cardume do Mar de Aral promoveram e reforçaram os processos de salinização continental das águas subterrâneas, especialmente nos distritos de Aral e Kazalinsk, onde o nível da sua mineralização é de 2300-3700 mg, pelo que em 1995 se previu 5000-7000 mg/l e esta previsão mais do que se justificou. Como é sabido, o grau de dureza da água tem uma certa influência na atividade dos órgãos do sistema urinário, no desenvolvimento da deficiência de ferro no organismo, bem como nas doenças cardiovasculares e nos cálculos renais. No entanto, uma parte significativa da população dos distritos acima mencionados continua a utilizar água de poço. Até à data, apenas 67% da população da província de Kzyl-Orda dispõe de abastecimento de água centralizado. Ao mesmo tempo, a qualidade da água fornecida em 21,5% dos casos não cumpre os requisitos do GOST

em termos de indicadores bacterianos e em 49% dos casos não é prejudicial em termos de composição química. Cerca de 10% dos residentes utilizam água importada e 4% utilizam reservatórios de água abertos.
É de notar que, apesar da má qualidade da água potável, a disponibilidade de água continua a ser reduzida. Assim, um habitante rural do oblast recebe em média 10-15 litros, nos centros distritais 17-25, em Kzyl-Orda 80 litros por dia, o que é 5-6 vezes inferior à norma. Até à data, o problema do fornecimento de água potável de qualidade à população é um dos problemas prioritários que exigem uma solução urgente. Com uma capacidade total de captação de água de 128 mil metros por dia, apenas 45 mil metros por dia, ou seja, 35%, são fornecidos à população, sendo o resto da água utilizado para fins de produção. A situação é agravada pelo facto de, dos 438 quilómetros de redes de abastecimento de água, 196 (44,7) se encontrarem em estado de emergência e de um número significativo de tomadas de água não estar a funcionar. As instalações de abastecimento de água e de esgotos em Kzyl-Orda encontram-se em estado sanitário e técnico crítico (Kulmanov M.E., 1993).
No Uzbequistão, foi iniciado o programa "Geoecologia do Uzbequistão", destinado a avaliar o estado ecológico de todos os ambientes naturais, a identificar uma vasta gama de elementos poluentes e a desenvolver medidas de proteção ambiental. No decurso do programa, foram concluídos estudos geoecológicos e cartográficos da região do Mar de Aral. Estes estudos mostraram que o fator mais negativo que causa a situação de emergência em todos os distritos do Uzbequistão, Cazaquistão e Turquemenistão, que fazem parte da região do Mar de Aral, é a má qualidade das águas superficiais e subterrâneas. As duas principais artérias de água - Amu Darya Syr Darya - estão poluídas com produtos petrolíferos, metais pesados e, especialmente, fenóis (até 10-20 MPC). As águas subterrâneas são salinas em todo o território e, em algumas zonas, estão ainda poluídas com fenóis, pesticidas e produtos petrolíferos. As lentes de água doce utilizadas para o abastecimento de água potável que existiam ao longo dos canais principais estão a mineralizar-se progressivamente. Das 37 lentes de água doce exploradas em Karakalpakstan, apenas 12 são atualmente exploradas, e estas apresentam uma mineralização da água de 1-1,8 g/l. O Vilayat de Khorezm e a República de Karakalpakstan estão completamente privados de fontes de abastecimento de água à custa das águas doces subterrâneas existentes nos seus territórios (Goldstein R., 1996).
Nos últimos 15 anos, o desenvolvimento industrial no Usbequistão multiplicou-se por sete e, consequentemente, as emissões de substâncias nocivas aumentaram para 1,5 milhões de toneladas, em especial das indústrias químicas nocivas. São utilizadas até 1,4 milhões de toneladas de fertilizantes minerais e 80-85 mil toneladas de vários pesticidas. Até mil milhões de toneladas de resíduos diversos, frequentemente tóxicos, são acumulados em lixeiras e aterros sanitários. A descarga de águas de drenagem, industriais, municipais, pecuárias e outras águas residuais mal nos rios atingiu 22-24 quilómetros. Esta situação piorou drasticamente a qualidade da água dos rios, das águas subterrâneas, da água de rega e da água potável. Para algumas unidades

nosológicas, nas zonas de risco ecológico, a morbilidade da população aumentou 5 a 15 vezes, o que exige medidas urgentes e imediatas (Razzakov R.M., 1996).

O Vilayat de Khorezm é pobre em recursos de água doce. A principal fonte de água é o rio Amu Darya e os seus canais de irrigação - Levoberezhny, Tashsaka, Shavat, Polvan, Gazavat. A formação das águas superficiais e subterrâneas depende diretamente do rio Amu Darya. Quaisquer alterações físico-químicas e sanitárias-bacteriológicas na composição da água do rio Amudarya afectarão a qualidade da água nas fontes de água. As observações dos últimos anos mostram que a composição química do rio se alterou acentuadamente no sentido da mineralização, o resíduo seco aumentou até 2,5 gramas por litro, a dureza total atingiu em alguns períodos 18 mg/litro, o teor de cloretos e sulfatos duplicou.

Em 55% dos casos, a água retirada de fontes de águas superficiais de sistemas centralizados de abastecimento de água não cumpria os requisitos do GOST em matéria de indicadores sanitários e químicos. Em alguns anos, foram detectados resíduos de pesticidas em amostras de água de fontes de água abertas: 46,4% em 1990, 40,3% em 1991, 33,6% em 1992, 34,1% em 1993, 12,3% em 1994, 32,5% em 1995, 25,8% em 1996, 48,6% em 1997, 48,4% em 1998 e 40,3% em 1999. As fontes de água abertas continuam a representar um risco epidemiológico, pelo que, em 1999, 34,4% da água proveniente de fontes de água abertas apresentava desvios em relação aos indicadores sanitários e bacteriológicos do GOST. Todos os anos é detectado um vibrião do tipo da cólera (vibrião da cólera) em 15% das amostras de água de fontes de água abertas.

As reservas de água doce subterrânea são muito escassas no vilayat. Todas as reservas estão concentradas nos canais e nos canais fluviais e são formadas principalmente à custa das águas superficiais. A maior fonte de água são as lentes subterrâneas do depósito de água doce de Chalysh ao longo da margem esquerda do rio Amudarya, bem como pequenas e médias reservas ao longo das margens dos canais - Tashsaka, Shavat, Polvan, Kilichbai. Os poços artesianos do campo de lentes subterrâneas de Chalysh, perfurados entre 1970 e 1980, estavam situados a 300-400 metros da margem do rio Amudarya, mas atualmente a planície de inundação do rio afastou-se para uma distância de 3 km dos poços artesianos. A utilização irracional dos territórios da segunda faixa da zona de proteção sanitária, a ausência de fonte de água de recarga, o desassoreamento dos poços artesianos e a redução do caudal de água levaram a que a água se tornasse altamente mineralizada, atingindo por vezes até 1,8 gramas/litro de resíduo seco; dureza total de 9 a 15 mg/eq. litro.

O mesmo destino teve a água subterrânea ao longo dos canais de Tashsaka, Shavat e Polvan. As reservas de águas subterrâneas formadas pela precipitação atmosférica, que em Khorezm Vilayat são insignificantes e o seu caudal é muito baixo, além de que a água não é altamente mineralizada - o resíduo seco na água atinge 3 gramas/litro e a dureza total até 21 mmol/litro (canal Shavat). Estes poços artesianos no vilayat são poucos e são geralmente utilizados principalmente para fins técnicos, mas em algumas povoações, devido à falta de outras fontes de água, essa água é utilizada para fins domésticos.

A composição físico-química das águas subterrâneas alterou-se drasticamente e a sua formação é influenciada pela precipitação, pela composição das águas subsuperficiais e pela composição físico-química do próprio solo. A elevada mineralização da água do subsolo e a salinidade do solo resultaram numa mineralização das águas subterrâneas que varia entre 1,5 e 50 gramas/litro e numa dureza total que atinge 30 mg/eq. litro.

O abastecimento de água potável em Vilayat melhorou após a entrada em funcionamento do primeiro complexo de arranque, em 1990, e segundo complexo de arranquesistema de abastecimento de água de Tuyamuyun, com uma capacidade total de 200 mil metros cúbicos de água canalizada por dia.

1992 da conduta de água de Tuyamuyun com uma capacidade total de 200 mil metros cúbicos de água corrente por dia. Antes de 2000, existiam 48 condutas de água no vilayat, das quais 14 (58,3 por cento) não cumpriam os requisitos sanitários e de higiene. Devido à falta dos complexos necessários, o consumo de água era de 186 mil metros cúbicos por dia, sendo o consumo de água da população nas cidades e nos centros distritais de 120 litros e nas zonas rurais de 50 litros. A cobertura da população de Vilayat com água canalizada centralizada era de 44,7%, incluindo 60-70% nas cidades e centros distritais e 15-20% nas zonas rurais.

Os indicadores de água potável que não cumprem os requisitos sanitários e químicos do GOST foram 58,4% e os requisitos sanitários e bacteriológicos 24,7%. O indicador higiénico da água caracterizou-se por um elevado teor de resíduos secos, que em alguns períodos do ano atingiu até 2 gramas por litro, a dureza total variou entre 10 e 18 mg/eq por litro, bem como os períodos de baixa água do ano até 20 mg/eq por litro.

As violações sanitárias no funcionamento das instalações de abastecimento de água, a baixa disponibilidade de água e o consumo de água da população, bem como a elevada salinidade da água, afectaram a saúde da população. Assim, o exame médico geral da população do vilayat efectuado em 1988-1989 revelou que 72% da população do vilayat tinha vários problemas de saúde.

Com a entrada em funcionamento da primeira e segunda fases do sistema de abastecimento de água de Tuyamuyun, a capacidade das condutas de água aumentou para 4.000 metros cúbicos por dia; o consumo de água per capita por dia nas cidades e centros distritais foi de 25% de litros e nas zonas rurais de 80 litros. A cobertura da população com água canalizada centralizada era de 66,1%, dos quais 90% nas cidades e centros distritais e 45,4% nas zonas rurais. A taxa de incumprimento dos requisitos sanitários e químicos do GOST foi de 38,2% e dos requisitos sanitários e bacteriológicos de 15,4%.

Com o lançamento da conduta de água de Tuyamuyun, muitas condutas de água obsoletas foram desmanteladas e liquidadas, foram construídas instalações modernas de abastecimento de água, a qualidade da água e o abastecimento foram melhorados.

O programa de melhoria do abastecimento de água à população do vilayat prossegue com a construção do terceiro complexo de arranque da conduta de água de Tuyamuyun, condutas de água intergrupos nas zonas rurais, etc. Mas, infelizmente,

também aqui há problemas: a conduta de água de Tuyamuyun não prevê 31
As instalações de dessalinização, as obras de construção e instalação da captação principal de água, a instalação da rede de abastecimento de água são realizadas a um ritmo lento devido a um financiamento insuficiente e à falta de materiais de construção e de instalação, de tubos de grande diâmetro, etc., o que afecta indubitavelmente a situação sanitária e ecológica. Infelizmente, o Vilayat de Khorezm continua a ocupar o último lugar da República em termos de disponibilidade de água e de consumo de água per capita. O problema do abastecimento de água nas zonas rurais é muito complicado, uma vez que mais de 34% dos habitantes das zonas rurais utilizam água de poços para as necessidades domésticas, que são poços tubulares e poços em xadrez. Regra geral, a profundidade dos poços não ultrapassa os 10 metros, sendo a formação da água dos poços devida principalmente à precipitação e às águas subterrâneas. O lençol freático elevado e a salinidade do solo determinam a composição da água dos poços, que é altamente mineralizada. A análise dos estudos sobre a água dos poços revelou que mais de 69,2% das amostras de água não satisfazem os requisitos sanitários e químicos, sendo o teor de resíduos secos superior a 10 g/litro, a dureza total até 35 mg/eq/litro, os nitratos, os cloretos e os sulfatos superiores à norma estabelecida. A água de poço é perigosa, pois os indicadores microbiológicos nas amostras de água são BOE-fagos, que são indicadores de poluição subsuperficial das águas subterrâneas. A utilização excessiva e irracional de pesticidas de longa duração na agricultura provocou a migração de pesticidas do solo para as águas subterrâneas.

Alterações do ar atmosférico

A secagem do Mar de Aral conduz a várias alterações negativas na natureza, incluindo o ar atmosférico. A diminuição anual do nível do mar resultou na libertação de vários milhares de quilómetros quadrados de área. A abertura do fundo do mar numa área tão grande levou a um aumento das tempestades de poeira, especialmente nas últimas décadas, em que os dias com tempestades de poeira duplicaram. Estas tempestades aumentam principalmente em maio-julho, ou seja, durante os meses secos do ano.

A vida humana desenrola-se no ambiente aéreo que o rodeia. O ambiente atmosférico assegura os processos fisiológicos normais do organismo. A poluição atmosférica pode levar a alterações patológicas no organismo.

Observações feitas a partir do espaço mostraram que, numa das tempestades de poeira, a área das nuvens de poeira "estendia-se a 14 mil quilómetros quadrados de terra, de tal nuvem" caíram 24 toneladas de poeira. Num outro caso, a área da "nuvem de poeira" era de 45 mil quilómetros quadrados. As tempestades de poeira espalham-se por vários milhares de quilómetros e levam à deterioração do estado ecológico destes locais. Tendo em conta que, durante décadas, dezenas de milhares de toneladas de produtos químicos, adubos minerais, pesticidas e outras substâncias químicas nocivas e difíceis de decompor fluíram para o mar com as águas dos rios e se instalaram no fundo do mar, é fácil adivinhar que há muitas substâncias nocivas na composição das tempestades de poeira. Todos os anos, 72 mil toneladas de poeira sobem do fundo do mar e a quantidade total de sais ascende a 170 milhões de toneladas. A composição

dos sais é principalmente de cloretos e sulfatos e estes, ao instalarem-se nas terras de Priaralie e noutros territórios adjacentes, afectam negativamente a paisagem da zona e levam à salinização das terras férteis (Alibekov L. 1994).
No Vilayat de Khorezm não existem fontes de poluição do ar atmosférico e do ambiente externo por resíduos industriais tóxicos. Existem mais de 200 fontes fixas de poluição do ar atmosférico no território do vilayat, sendo uma das principais as empresas de transformação de algodão e as empresas do sector da construção. Basicamente, todas as fábricas de algodão estão localizadas na zona residencial, cujas poeiras orgânicas e inorgânicas poluem a aparência das povoações e causam danos ambientais aos edifícios residenciais e à saúde pública. A emissão anual de todas as empresas, juntamente com o transporte automóvel, ascende a mil toneladas. As amostras recolhidas do ar atmosférico das povoações revelam que as concentrações máximas admissíveis de poeiras são excedidas. A utilização generalizada de pesticidas na agricultura em anos anteriores levou à sua migração para o ambiente, incluindo o ar atmosférico, sendo detectados na amostra de ar.

Alterações na flora e na fauna

A diminuição do nível do Mar de Aral levou à desertificação e a vegetação do delta do Syr Darya diminuiu 10 vezes e a do delta do Amu Darya 251 mil hectares, tendo a fertilidade diminuído 5 vezes. A alteração da cobertura vegetal foi a mais terrível, tendo o lugar das plantas perenes tukai sido ocupado por shura ephemera com um ano de idade.
No início dos anos 80, a área total de terras salinas nos deltas do Amu Darya e do Syr Darya aumentou 2 a 3 vezes em relação aos anos 60. Só no curso inferior do Syrdarya, em 1978, 114 mil hectares de terras de pastagem aluviais foram desertificadas e transformadas em terras salinas. 732 mil hectares de terras férteis tornaram-se impróprias para a agricultura.
Até 1960, o delta do Amu Darya e do Syr Darya tinha muitos lagos, pântanos e tukai. Os juncos cresciam em grandes áreas. As moitas de juncos no delta do Amudarya ocupavam 800 000 e no delta do Syrdarya 25 000 000 hectares de terra. Aí se encontravam os representantes mais regionais da flora e da fauna. Além disso, só no delta do rio Syr Darya e no vale adjacente havia campos de feno em mais de 2 milhões de hectares de terra. Centenas de milhares de bovinos e pequenos bovinos com chifres eram mantidos aqui anualmente. A flora do delta do Amu Darya era muito rica; segundo os cientistas, existiam 576 espécies de plantas superiores, 29 das quais eram típicas da Ásia Central.
O estudo das fitocenoses mostrou que o estado deste ambiente da biosfera também é desfavorável. Concentrações residuais de DDT e HCCH, que excedem em 1,5-3 vezes as normas sanitárias permitidas, são detectadas em culturas vegetais em crescimento. Para além dos pesticidas, são encontradas nas plantas concentrações elevadas de ferro, zinco, estrôncio, mercúrio, cobalto e outros elementos tóxicos.
Desde a antiguidade, o Mar de Aral alberga um grande número de espécies de peixes valiosos, como o bigode, a carpa, a dourada, o lúcio-perca, a famosa barata de Aral e

muitos outros. Em média, 450-500 mil quintais de peixe eram capturados anualmente no mar. Sob a influência do aumento da salinidade da água, da rutura da ligação entre o mar e as zonas inferiores dos rios, ou seja, da destruição do delta do rio, da cessação do aporte de nutrientes juntamente com as águas dos rios e de outros factores diversos, o número de unidades populacionais de peixes diminuiu drasticamente, uma vez que não havia oportunidades ecológicas para a sua reprodução. Desde 1980, a partir do mar, por estas razões, a pesca foi suspensa, o que complicou muito as oportunidades de vida do mundo animal, além de ter levado à extinção de muitas espécies. Por exemplo, em Priaralie, a quinta de criação de ratos almiscarados desapareceu. Se em 1950-1960 eram preparadas em média 250000 peles de rato-almiscarado por ano, em 1968 este número era apenas de 8000, e em 1978 foram preparadas apenas 72 peças de peles de rato-almiscarado (Alibekov L., 1993).

A parte seca do Mar de Aral perfaz três milhões de hectares de área, que se transformou no Deserto de Aralkum - constituído por poeira e sal. Esta mistura cobre todo o território da Ásia Central, espalhando-se pela atmosfera superior. Na Ásia Central, a poeira sobe até 9 quilómetros de altura. Atualmente, a cobertura vegetal está completamente alterada, não há qualquer possibilidade de vida para muitas espécies de animais, peixes e aves.

PARTE 2

PROBLEMAS DE SAÚDE HUMANA NA REGIÃO

Estado de saúde da população de Priaralie

O agravamento dos problemas ambientais do nosso tempo, em particular a crise ambiental na região do Mar de Aral, significa a entrada da humanidade num período especial de desenvolvimento histórico, que pode ser designado como a Era do Risco. Por conseguinte, a relevância do desenvolvimento teórico e das actividades práticas para encontrar formas de reduzir a gravidade dos problemas ambientais irá aumentar.

Neste contexto, há vários anos que o público em geral tem vindo a chamar a atenção para um dos problemas mais graves do nosso tempo - o problema do Mar de Aral e da região do Mar de Aral, onde a pressão antropogénica sobre a natureza se aproximou não só de uma linha crítica, mas ultrapassou esses limites. A tragédia do Mar de Aral é, de facto, uma catástrofe ecológica global. Se o problema de salvar o Mar de Aral e Priaralie não for resolvido, será impossível evitar a propagação da zona de desastre ecológico a novos territórios. As colisões na interação entre a sociedade e a natureza que surgiram na região do Mar de Aral afectam as condições de existência das pessoas, os processos sociais e económicos da atualidade, afectam a saúde humana e determinam o conteúdo principal do problema ecológico. A dor inaudita não caiu de repente sobre ele, mas foi-se instalando lentamente, destruindo a saúde das pessoas. Mais de 10 milhões de pessoas vivem nas terras diretamente afectadas pelo desastre ecológico. O nível de morbilidade das infecções intestinais agudas, febre tifoide e hepatite infecciosa nos territórios da região do Mar de Aral é o mais elevado e excede a média nacional em 11-14 vezes. A incidência de doenças infecciosas é particularmente elevada entre as crianças com menos de 14 anos de idade, incluindo crianças no primeiro e segundo anos de vida. Em 30 por cento dos casos, estas doenças são a causa da sua morte.

As alterações dos factores ambientais, em particular a composição química da água potável, etc., influenciaram a estrutura da morbilidade geral da população: 70-90% da população da região do Mar de Aral (especialmente as mulheres) sofrem de várias doenças, tais como doenças cardiovasculares, cálculos biliares e doenças renais, úlceras gástricas. A taxa de mortalidade total nesta região duplicou nos últimos 20 anos. Em todo o Karakalpakstan, 80% das mulheres em idade fértil sofrem de anemia. Nos últimos 10 anos, a incidência da hipertensão nesta república aumentou 60 vezes e a anemia 550 vezes.

É de notar que a relação entre o desenvolvimento socioeconómico da região do Mar de Aral e a perturbação ambiental não é direta, mas mediada pela influência de factores sociais. O controlo do ambiente no processo de desenvolvimento é efectuado através de determinados factores. Por conseguinte, a atual situação ambiental na região do Mar de Aral leva-nos a analisar as causas objectivas e subjectivas da crise ambiental nesta região. Deve ter-se em conta que esta crise é o resultado da violação do equilíbrio dinâmico do sistema "natureza-sociedade", do agravamento extremo da sua contradição básica. Entre as razões para a violação do equilíbrio entre a sociedade e a natureza na região do Mar de Aral encontram-se os seguintes processos: atividade interna imanente da própria natureza, que tem um impacto significativo nos meios de subsistência das pessoas. Esta atividade é intensificada em resultado do desenvolvimento de contradições internas da própria natureza, o que cria um perigo de destruição para a civilização. No caso da crise do Mar de Aral, o aumento deste perigo em resultado da atividade humana e da própria sociedade é novo. Por conseguinte, a atividade imanente e imprevisível da natureza actua como uma resposta à atividade da sociedade. Assim, estudos de diferentes autores estabeleceram numerosas cadeias de fenómenos inter-relacionados que ocorrem em diferentes partes da região do Mar de Aral e que, em última análise, são causados pela atividade antropogénica. Mencionemos o maior deles - por exemplo, a secagem do Mar de Aral e a formação de uma enorme massa de água - o novo Aral na bacia de Sarykamysh, bem como fenómenos como o alagamento das terras, o aparecimento de pântanos causados pela infiltração da água do Amu Darya no canal de Karakum, o aparecimento de uma faixa seca e de um centro de fortes explosões de poeira e a deposição de poeira salgada nas zonas de oásis e pastagens. De acordo com as estimativas actuais, nas zonas secas do leito do Mar de Aral acumulam-se entre 13 e 231 milhões de toneladas de sais por ano. Por este facto, a mineralização dos sedimentos na região do Mar de Aral aumentou 6 a 7 vezes. As perturbações visíveis do equilíbrio ecológico na região do Mar de Aral e o seu impacto negativo na saúde humana começaram a surgir a partir de 1970 e, mais significativamente, a partir de 1973. Um dos sinais tangíveis da catástrofe iminente é a diminuição dinâmica do fluxo de água no rio Syr Darya, a deterioração da sua composição físico-química e a contaminação bacteriana.

É sabido que a água pode ter efeitos positivos e negativos na saúde. É um dos factores específicos de transmissão de uma série de doenças infecciosas. Estas conclusões são confirmadas pelos resultados da investigação sobre o estudo retrospetivo das estatísticas oficiais sobre a morbilidade para 1980-1990 (Kulmanov M.E., 1993). Uma análise comparativa da dinâmica dos seus indicadores indica que a região de Kzyl-Orda da República do Cazaquistão é uma das mais desfavoráveis do país em termos de doenças infecciosas, especialmente infecções intestinais. São registados anualmente mais de 4.000 casos de infecções intestinais agudas, 76,8% dos quais em crianças. A incidência de febre tifoide é 3-4 vezes superior à média nacional e só em 1989 diminuiu para 6,8 por 100.000 habitantes (em 1980 - 45,1; 1987 - 37,4 e 1988 - 24,2). Uma elevada prevalência de IRA é caraterística dos distritos de Ternozek, Karmakchi, Syrdarya, Jagalash e da cidade de Kzyl-Orda. Assim, em 1989, foram registadas taxas particularmente elevadas no distrito de Ternozek - 1150 6 por 100 mil habitantes (em 1985 - 1652,0), no distrito de Karmakchi - 960,4 (697,0), 38

Em Zhanakorgan - 700,3 (537,6) e Kzyl-Orda - 906,4 (671,5), com o oblast 699,1 (866,1) e a república 411,3 (573,2), respetivamente. Nos últimos 15 anos, foram registados no oblast 36 grandes surtos epidémicos de doenças infecciosas de origem aquática. Assim, pelo método de análise de correlação de Pearson, estabeleceu-se uma relação direta entre a deterioração da contaminação bacteriana da água do rio Syrdarya e o aumento da intensidade da incidência da febre tifoide (r = 0,94; P<0,02), da hepatite viral (r = 0,57; P<0,05) e da tuberculose (r = 0,76; P<0,005). Foram obtidas correlações estatisticamente significativas das taxas de prevalência de febre tifoide e LRA (r = 0,88; P<0,005), bem como correlação inversa da intensidade do indicador de tuberculose com os níveis de prevalência de febre tifoide (t = 0,7; P<0,01) e (1 = 0,66; P>0,5), e febre tifoide com hepatites virais (r = 0,66; P<0,03) e tuberculose (r = 0,71; P<0,02).

Em comparação com o indicador médio a longo prazo de morbilidade infecciosa da população da República do Cazaquistão para 1978-1990, há níveis elevados estatisticamente fiáveis de infecções intestinais agudas (incluindo febre tifoide) e dermatomicose. Registam-se níveis elevados, estatisticamente fiáveis, de infecções intestinais agudas (incluindo febre tifoide), hepatite viral, dermatomicose e tuberculose entre os residentes do oblast de Kzyl-Orda.

Estudos imunológicos realizados pelo Instituto de Investigação de Epidemiologia, Microbiologia e Doenças Infecciosas do Ministério da Saúde da República do Cazaquistão e pela Estação Sanitária e Epidemiológica Regional de Kzyl-Orda revelaram factos que indicam uma diminuição do nível do sistema imunoprotector do organismo nas pessoas. Assim, em Aralsk, o nível protetor de imunidade contra a difteria, a tosse convulsa e o tétano não é produzido. Em todo o Oblast, a eficácia da vacinação contra a tuberculose diminuiu para 75% e, nalguns distritos, para 85%. O processo de tuberculose progride rapidamente, levando à deterioração do tecido pulmonar num período de 3 a 4 meses. As consequências do impacto antropogénico na hidrosfera da região do Mar de Aral provocaram a expansão dos limites das infecções focais naturais no território da região (peste) e alterações na sua paisagem e estrutura biocenótica. Há casos de epizootias nas proximidades de 39 grandes povoações, incluindo Aralsk, bem como casos de envolvimento de ratos domésticos na epizootia foram registados em planícies aluviais residenciais do Syr Darya.

Os resultados de uma série de estudos científicos realizados por alguns cientistas estabeleceram que a composição química da água afecta o desenvolvimento de algumas doenças somáticas. Segundo a OMS, cerca de 80 por cento das doenças estão relacionadas com factores de abastecimento de água insatisfatório e condições insalubres do ambiente humano. No período 1970-1989, a taxa de morbilidade cumulativa total na província de Kzyl-Orda aumentou mais de 3 vezes, a doença cardíaca isquémica e a asma brônquica - 10 vezes, a colelitíase e a colecistite - 6 vezes. O aumento da morbilidade mostra que a intensidade dos indicadores de muitas doenças somáticas, generalizadas entre a população da província de Kzyl-Orda, está intimamente dependente do valor do aumento da concentração de substâncias minerais contidas na água. Assim, entre a população adulta, a prevalência de úlcera gástrica e duodenal, nefrose, nefrite, IBS, doença cardíaca hipertensiva, reumatismo, glaucoma, cervicite e endocervicite tinha uma correlação elevada com a mineralização da água. O coeficiente de determinação variou de 0,74-0,93 e P<0,001-0,05.

Entre a população infantil (0-14 anos de idade), observou-se uma correlação pronunciada na anemia por deficiência de ferro, nefrite crónica, dermatite atópica, anomalias cardíacas congénitas, reumatismo, paralisia cerebral infantil, rinite crónica e nasofaringite, com flutuações do coeficiente de correlação de 0,73 a 0,93 (P,0,001-0,005). A análise aprofundada publicada de materiais de longo prazo do Departamento Regional de Saúde de Kzyl-Orda sobre a morbilidade da população para 1978-1990 permitiu estabelecer níveis elevados estatisticamente significativos de doenças cardíacas reumáticas, cervicite e endocervicite, glaucoma, dermatomicose, infecções respiratórias agudas, febre tifoide, hepatite viral, tuberculose em comparação com os indicadores médios republicanos na área estudada. Além disso, as suas taxas de crescimento de intensidade são significativamente mais elevadas do que a média nacional. Tendo em conta o facto de uma parte significativa da população dos distritos de Aralsk e Kazaly viver no epicentro ou nas proximidades da zona de catástrofe ecológica, foram analisados os dados sobre a morbilidade nos distritos de Aralsk (base) e Zhanakorgan (controlo). Este último distrito situa-se a 600 quilómetros do mar, no sudeste da região. Verificou-se que, entre a população adulta do distrito de Aralsk, existe um excesso estatisticamente fiável de prevalência de dermatite de contacto e outros foroeczemas, cervicite e endocervicite, tuberculose, tricofitose, esquizofrenia e cancro do esófago. A incidência do cancro do esófago em 1988 foi 14,4 vezes superior à média da União.

Está cientificamente provado que o organismo das crianças é particularmente sensível à influência de um conjunto complexo de factores ambientais. Por exemplo, a população infantil do distrito de Aralsk apresenta níveis elevados de anemia por deficiência de ferro e dermatite atópica. Nos distritos de Aralsk, Kazalinsk e Karmakchinsk, a incidência de hipotrofia e raquitismo nas crianças é 6 a 8 vezes superior à média nacional. A mortalidade infantil é, desde há muito, considerada como o barómetro mais preciso que reage de forma sensível à melhoria ou deterioração das condições de vida. Assim, nas zonas rurais da região, este indicador oscila entre 30,0 e 40,0 por 1000 nados vivos, e o seu nível médio regional em 1989 era igual a 30,1. Este valor é consideravelmente mais elevado do que a média nacional (25,9 por 1000 nados-vivos em 1989). Em percentagem do número total de nascimentos, a taxa de nados-mortos aumentou de 0,7 para 1,0 e a de prematuridade de 3,8 para 5,1, respetivamente.

Assim, os dados obtidos permitem-nos concluir que a situação ambiental crítica na região do Mar de Aral, causada pelo impacto antropogénico na hidrosfera, é o principal fator que determina a natureza da patologia da população desta região, 41

Por conseguinte, a melhoria radical da saúde das populações exige uma solução fundamental dos problemas de abastecimento de água, bem como o restabelecimento do equilíbrio ecológico no curso inferior do Sirdarya e na zona do Mar de Aral.

No vilayat de Khorezm, a assistência médica é prestada por 152 policlínicas ambulatórias. Existem 12 centros de saúde médicos, 163 postos de saúde para parteiras, 120 clínicas ambulatórias para médicos rurais e 146 instalações de internamento com 7 610 camas. Para além disso, existem 8 sanatórios com 850 camas. Existem 13 Centros Estaduais de Vigilância Sanitária e Epidemiológica (SESC) no vilayat (um regional e 12 municipais e distritais), que estão equipados com equipamento moderno de diagnóstico e monitorização. O CDPHS do oblast de Khorezm dispõe de equipamento informático, emprega especialistas altamente qualificados e tem como principal tarefa o controlo sanitário e anti-epidémico do ambiente e a proteção da saúde pública. O serviço de laboratório do Centro Sanitário e Epidemiológico Central efectua um controlo mensal do ambiente externo, analisa o movimento da morbilidade infecciosa e parasitária e dispõe de um banco de informações sobre a qualidade da água potável, do leite e dos produtos lácteos e a dinâmica da morbilidade infecciosa.

A deterioração da situação ecológica na região do Mar de Aral levou a um aumento acentuado da morbilidade na população do vilayat. Há que ter em conta que 47% da população são crianças, 51% são mulheres e quase metade delas estão em idade reprodutiva (15-49 anos). Por conseguinte, os factores de desastre ecológico afectaram em primeiro lugar a condição das mães e das crianças.

Em 1994, as doenças do sangue e dos órgãos hematopoiéticos em crianças de 14 anos por 10.000 habitantes totalizaram 781,3 (313 no país), um aumento de quase 5 vezes em relação a 1991. Em 1994, a morbilidade dos recém-nascidos aumentou duas vezes em relação a 1985, as anomalias congénitas 1,4 vezes, 40% das crianças nasceram com vários desvios da norma e a taxa de nados-mortos aumentou 1,6 vezes.

As taxas de mortalidade materna e infantil continuam a ser elevadas (quadro).

Nos últimos anos, na nossa região, entre as mulheres em idade reprodutiva, tem havido um aumento das doenças extragenitais (DGE), que na gravidez afectam negativamente a saúde da mãe e do feto, o resultado da gravidez e o futuro destino da mulher e da criança. A combinação de doenças dos órgãos internos e gravidez ocorre em 60-70% das mulheres. (Asadov D.A., 1992; Yuldashev K.Y. et al. 1997).

No entanto, o desenvolvimento de patologia extragenital está associado não só a factores médicos, mas também a factores sociais e económicos, ao nível de vida, à cultura, à atitude da sociedade em relação a este problema e a outras razões. Muitas vezes, são as DGE que estão na origem da mortalidade materna e infantil, que provocam um desfecho desfavorável da gravidez e o desenvolvimento de complicações somáticas formidáveis.

A EHS deve ser entendida não apenas como doenças dos órgãos internos, mas também como doenças neurológicas, cirúrgicas, psiquiátricas, cutâneas e venereológicas, infecciosas, oncológicas e outras.

Tendo em conta o lugar importante da patologia extragenital na estrutura da mortalidade materna, analisámos a prevalência de EGD entre as mulheres em idade reprodutiva que vivem na região sul do Mar de Aral. Foram examinadas mulheres com idades compreendidas entre os 15 e os 49 anos, residentes em Urgench tuman do vilayat de Khorezm. Foram utilizados métodos comuns de investigação clínica, instrumental (electrocardiográfica, endoscópica, ultrassom, etc.), laboratorial e sócio-

higiénica (Abdullaev R.B. et al. 2000, Musaev M.R.et al. 2001).
No início do inquérito, 230 mulheres em idade fértil estavam registadas em Urgench Tumen, de acordo com as listas das aldeias do conselho e dos centros médicos. Realizámos uma amostra representativa aleatória de 20% do número total de mulheres em idade fértil, ou seja, 4393 mulheres. Destas, foi possível examinar 311 mulheres (74,4 por cento da amostra total).
Havia 1 029 mulheres com idades compreendidas entre os 15 e os 19 anos (31,1 por cento do total de 43
examinados): 20-29 anos - 1186 (35,8%), 30-39 anos -793 (24%), 40-49 anos - 303 (9,1%). É de salientar que 1/3 das pessoas examinadas eram raparigas e mulheres jovens com menos de 20 anos de idade. Um grande número de mulheres jovens - uma caraterística da nossa região, onde as raparigas se casam cedo.
A distribuição das mulheres por estatuto social revelou que 804 (24,3 por cento) eram empregadas e 716 (21,6 por cento) eram trabalhadoras. As donas de casa eram 728 (22 por cento) dos inquiridos, os agricultores colectivos - 334 (10,1 por cento), os alunos - 596 (18 por cento), os estudantes - 11 (3,4 por cento), os reformados - 20 (0,6 por cento). Assim, 2/3 das mulheres em idade fértil são empregadas, trabalhadoras e donas de casa.
O tipo de físico normosténico foi encontrado em 1421 (42,9%) mulheres, o asténico em 1260 (38%) das examinadas e o hiperesténico em 630 (19,1%).
A anemia, as doenças do trato gastrointestinal e as doenças renais são mais comuns nas mulheres inquiridas em idade fértil. Para além disso, a prevalência de doenças orais (cáries, periodontite, etc.) é elevada (P<0,001). Mais de metade dos inquiridos tinha doenças de dois ou três sistemas. Tabela 8
É de notar que a elevada prevalência de doenças do trato gastrointestinal e dos rins é típica não só das mulheres, mas de toda a população que vive em condições ecologicamente desfavoráveis na região do Mar de Aral. Aparentemente, isto deve-se à má qualidade da água potável, ao aumento da sua mineralização (até 4 vezes), ao aumento do teor de cloreto e sulfato (até 1,5-2 vezes) e à dureza, bem como a outros factores relacionados com a água potável (Iskandarova Sh.T., 1999).
Of 1,610 women with diseases of the digestive system, chronic gastritis was detected in 1,047 (65 per cent), chronic cholecystitis in 440 (27.3 per cent), chronic enterocolitis in 144 (9 per cent), peptic ulcer disease of the stomach and duodenum in 12-(7,87%), hepatite crónica - em 103 6,3%), pancreatite crónica - em 47 (2,9%), colite ulcerosa não específica - em 18 (1,1%), cirrose hepática - em 14 (0,3%) dos doentes examinados.
Uma combinação de duas ou três doenças foi encontrada em 329 indivíduos, representando 20,4% do número total de pacientes com doenças do sistema digestivo.
Assim, a maioria dos doentes com doenças do aparelho digestivo tem gastrite crónica. A percentagem de doentes com colecistite crónica é elevada (27,3%). É de salientar que as doenças crónicas do aparelho digestivo prevalecem entre todas as doenças. A gravidez foi detectada em 445 (13,4) das 3.311 mulheres examinadas aquando do

inquérito. Assim, uma das principais razões para a elevada prevalência de EHS entre as mulheres em idade fértil que vivem em Khorezm Vilayat é, aparentemente, as peculiaridades económicas e nacionais da região, bem como as condições ambientais desfavoráveis, a deterioração da qualidade da água potável, o incumprimento do regime alimentar e da ração, a violação do sistema imunitário do organismo, a gravidez e os partos frequentes. Tendo em conta o impacto negativo da EHS no organismo das mulheres em idade fértil e das mulheres grávidas, bem como no desenvolvimento do feto, é necessário reconhecer a melhoria da saúde das mulheres que vivem na região do Mar de Aral como uma tarefa prioritária da medicina moderna. Em ligação com a crise ambiental, um dos principais problemas é a crescente poluição do ambiente por potenciais mutagénicos, carcinogénicos e teratogénicos com consequências genéticas. Assim, as análises da incidência de malformações congénitas para 1980-1993 aumentaram de 5,9% para 15% entre os nados-mortos, e entre os nados-vivos a média foi de 15%. A gama e a frequência das malformações congénitas foram as seguintes: cardiopatia congénita 13,9%, fenda labial e palatina 4,2%, síndrome de Down 8,1%, malformações múltiplas 6,9%, hidroencefalia 12,7% e pé boto 14,7%.

De acordo com os dados oficiais, a situação epidemiológica do vilayat continua a ser complicada no que respeita às doenças infecciosas, parasitárias e contagiosas. A incidência de infecções respiratórias agudas mantém-se a níveis elevados, de modo que, em 1992, a incidência de infecções respiratórias agudas por 100 000 habitantes era de 710 e, em 1993 e 1994, de 606. A incidência de disenteria aumentou de 26,3 em 1992 para 33,7 em 1994. As crianças com menos de 3 anos de idade são principalmente afectadas por infecções respiratórias agudas. A incidência de hepatite viral mantém-se a um nível elevado.

A ligeira diminuição das infecções agudas explica-se pela melhoria do bem-estar e do abastecimento de água, mas nas zonas rurais sem água canalizada, a incidência de infecções agudas é muito elevada.

Existem 482 escolas de ensino geral no vilayat de Khorezm, das quais 374 (77,6%) foram construídas de acordo com o projeto normalizado e 108 (22,4%) estão localizadas em edifícios adaptados não normalizados que não cumprem os requisitos sanitários e de higiene. O abastecimento de água em 275 (57,1 por cento) escolas é feito por água canalizada e 207 (42,9 por cento) por poços, cuja água em 86 por cento das amostras não cumpre os requisitos sanitários.

A análise da morbilidade das crianças em idade escolar (7-17 anos) mostra que 20% das crianças examinadas têm doenças respiratórias, 22% têm doenças gastrointestinais, 15% têm doenças de pele e alergias e 32% têm anemia e doenças do sistema hematopoiético. A incidência de doenças geniturinárias nas crianças examinadas foi de 12,2%. Devido a um teor insuficiente de iodo nos produtos alimentares, 13,4% das crianças sofrem de bócio endémico; devido a um teor insuficiente de flúor na água potável, 87% das crianças sofrem de cáries dentárias.

Existem 445 instituições pré-escolares no vilayat, das quais 350 (78,6%) estão localizadas em edifícios normalizados, 95 (21,4%) estão localizadas em edifícios não normalizados e adaptados que não cumprem os requisitos sanitários e higiénicos, 262 (58,9%) têm abastecimento de água canalizada e 183 (41,1%) têm água de poço, que é altamente mineralizada.

Uma análise da taxa de morbilidade das crianças em idade pré-escolar (1,5-7 anos de idade) revela que 17,7% das crianças examinadas sofrem de doenças respiratórias, 16,8% de doenças gastrointestinais, 10,2% de doenças cutâneas e alérgicas e 28,4% de doenças sanguíneas e hematopoiéticas. Devido ao teor insuficiente de iodo nos alimentos e na água, 10,2% das crianças sofrem de bócio endémico e 74,5% das crianças sofrem de cáries dentárias devido à falta de flúor ou à sua insuficiência na água.

Para resolver a questão da preservação da geração mais jovem, são necessários investimentos de capital, em primeiro lugar, para melhorar a base material e técnica das instalações de ensino público e para fornecer às crianças os géneros alimentícios ecológicos necessários.

A situação ambiental desfavorável também afectou a qualidade da alimentação da população de Vilayat. A análise dos produtos alimentares revela um valor nutricional e energético insuficiente das rações, bem como a falta de produtos alimentares agrícolas ecologicamente limpos. Assim, a população da região consome carne e produtos à base de carne 22,7% menos do que o recomendado pelas normas, leite e produtos lácteos 35% menos, batatas 45,7%, o consumo de proteínas de origem animal satisfaz as suas necessidades em produtos alimentares 60%, os produtos urbanos 52%. O fornecimento de géneros alimentícios às crianças é muito baixo. Assim, as suas necessidades em pão e produtos de padaria são cobertas por 67,2% das normas estabelecidas, com um indicador 17% inferior de consumo de produtos lácteos, carne e peixe.

O consumo insuficiente de micronutrientes, especialmente ferro e iodo, é registado na dieta das crianças e das mães. A situação ambiental desfavorável afectou os indicadores higiénicos dos géneros alimentícios, uma vez que as análises de 5,7% das amostras de carne e produtos à base de carne, 5,2% das amostras de leite e produtos lácteos, 6,6% das amostras de peixe e 5,4% das amostras de pão e produtos de padaria revelaram desvios das normas higiénicas em 45,8% das amostras de géneros alimentícios.

Investigação científica no domínio da saúde pública e desenvolvimento de intervenções uma nova abordagem para o diagnóstico, tratamento e prevenção de doenças "dependentes do ambiente". de doenças "dependentes do ambiente".

A deterioração constante da situação ambiental na região meridional do Mar de Aral levou ao aparecimento de problemas ambientais, socioeconómicos e médicos. A região do Mar de Aral levou ao aparecimento de problemas ambientais, socioeconómicos e médicos, o principal dos quais é o impacto negativo dos factores ambientais desfavoráveis na saúde da população que vive nesta região. O nosso estudo de dez anos sobre este problema mostra que praticamente não existem trabalhos científicos dedicados a esta direção. Não se sabe exatamente quais os factores desfavoráveis que afectam determinados órgãos e sistemas do organismo humano e quais as consequências destes fenómenos. Além disso, não havia informações sobre o estado de saúde da parte sensível da população - crianças e mulheres em idade fértil, sobre as doenças infecciosas entre as crianças, sobre o curso das doenças dos órgãos internos entre a população. Era necessária investigação científica para estudar o sistema de resistência do organismo às infecções e para o determinar num aspeto comparativo com a população de regiões ecologicamente favoráveis da República.

É de salientar que as expedições organizadas por algumas instituições médicas institutos de investigação estrangeiros centrais são ineficazes, uma vez que os estudos são efectuados sem ter em conta as condições climáticas e geográficas locais, as condições ambientais, não cobrem toda a região, são curtos e dispendiosos. Para obter resultados fiáveis e cientificamente fundamentados, é necessário realizar estudos ao longo de todo o ano em toda a região.

Todas estas condições foram observadas durante a investigação efectuada por cientistas de instituições médicas locais da República de Karakalpakstan e Khorezm Viloyat.

Na República de Karakalpakstan, o trabalho de investigação está a ser realizado em várias áreas amplas, sendo as principais os estudos dedicados à determinação do estado imunitário e do estado de saúde da população e ao estudo do estado de saúde das raparigas e mulheres em idade fértil, sob a direção do Professor Tursunbai Beijanovich Yeschanov, Académico da Academia de Ciências da República de Karakalpakstan.

Em Khorezm Viloyat (Urgench branch of TMA) são realizados trabalhos de investigação em várias direcções: prevalência, estrutura das peculiaridades do curso da úlcera gástrica e duodenal entre a população de diferentes categorias etárias e novas abordagens para o seu tratamento; peculiaridades do sistema imunitário e da microbiocenose intestinal em pacientes saudáveis e diarreicos de crianças e novas abordagens para a sua correção; peculiaridades do estado dos factores de resistência específicos e não específicos às infecções em mulheres grávidas, mulheres em maternidade e formas da sua bio e imunocorrecção.

Os resultados destes estudos foram concluídos e estão a ser aplicados na prática da saúde pública.

Ao estudar vários aspectos das doenças diarreicas, examinámos 539 crianças, incluindo 179 com várias doenças diarreicas de etiologia bacteriana tratadas em 1994-1997. Todos os pacientes foram divididos em grupos: pacientes com disenteria -43 crianças, salmonelose - 30, colite - 34, doenças diarreicas de outra etiologia bacteriana (DDDE) -23, doenças diarreicas de etiologia não especificada (DDNE) - 49 crianças. O grupo de controlo era constituído por 32 crianças praticamente saudáveis da mesma idade. O grupo de controlo era constituído por 32 crianças praticamente saudáveis da mesma idade, provenientes do Sul de Priaralie (1 grupo de controlo) e de Tashkent (2 grupos de controlo). Os materiais normativos para Tashkent foram obtidos por Garib F.Y., 3alyalieva M.V. (1989). Em seguida, todas as crianças doentes foram divididas em dois grupos: I- 107 crianças que receberam tratamento antidiarreico convencional, 72 crianças que receberam as preparações domésticas "Immunomodulin" (Research Institute of Vaccini Sera) e "Bifidumbacterin PL (MP "Orom" Tashkent) no complexo de tratamento antidiarreico geral.

Além disso, foram examinadas 328 crianças praticamente saudáveis e com antecedentes pré-mórbidos, residentes no sul de Priaralie (Khorezm Viloyat), antes e depois da bio e imunocorrecção profiláctica, bem como os resultados a longo prazo (no prazo de 2-3 meses). Entre elas, 179 rapazes e 149 raparigas, 2/3 dos examinados eram da cidade e 1/3 das zonas rurais.

Com base no exame médico e na anamnese, as crianças foram caracterizadas como praticamente saudáveis. Os exames foram efectuados por especialistas da equipa complexa (pediatra, terapeuta, dentista, microbiologista). Todas as crianças foram divididas em 6 grupos: 1 grupo (58 crianças) recebeu "Bifidumbacterin" produzido na Federação Russa como biocorretor de processos disbióticos do intestino grosso, 2 (51 crianças) "Lactobacillus" produzido na República do Uzbequistão, 3 (55 crianças) - "Bifidumbacterin RG" de produção nacional, 4 (57 crianças) - biocorrecção complexa com "Bifidumbacterin PL" e "Lactobacgerin" de produção nacional, 5 (33 crianças com antecedentes pré-mórbidos) - biocorrecção e imunocorrecção complexas com preparações bacterianas e "Immunomodulin" em formas injectáveis e em comprimidos, 6 (74 crianças) - biocorrecção e imunocorrecção (controlo).

Foram escolhidas as seguintes dosagens: "Bifidumbacterin", "Bφidym-baκτepinPL", "Lactobacillus" - 5 doses 3 vezes por dia (para profilaxia 2 vezes por dia) 30 min. antes das refeições durante 14 dias. A "Imunomodulina" foi administrada por via intramuscular 0,5 -1,0 ml uma vez por dia durante 7 dias, em comprimidos administrados por via sublingual 1 mg/kg durante 7-14 dias.

O estado imunitário das crianças com doenças diarreicas de etiologia bacteriana foi avaliado pelas partes principais do sistema imunitário: número total de linfócitos: conteúdo de linfócitos T, T-helpers, T-cympeccopos, linfócitos B, FAN, FCH, imunoglobulinas. classes A,M,C em 50
soro (Petrov R.V. et al., 1984). Os resultados foram comparados com os de dois grupos de controlo.

Os estudos bacteriológicos das fezes foram efectuados com base no método quantitativo e num conjunto especial de meios nutritivos de eleição, tendo em conta as recomendações metodológicas de Epstein-Litvak, Gracheva N.M. et al. (1987), modificadas por
Garib F.Y., Narbaeva I.E. et al. (1994). As fezes foram recolhidas em bakpechatki e entregues no laboratório no prazo de duas horas. Os microrganismos aeróbios foram cultivados em meio Endo Saburo, ágar-sal de leite e ágar-sangue a 5%, os microasófilos (lactobacilos) em meio MPC-4 num exicador em atmosfera de lanterna,

os microrganismos anaeróbios - em meio Blaurocca de acordo com Nuraliev N.A. (1996). Os microrganismos isolados foram identificados quanto ao género ou espécie com base na cultura e nas propriedades morfológicas, tintoriais e bioquímicas, de acordo com os métodos geralmente aceites e com a ajuda do "Brief Bacterial Identifier by Bergi" (1980). As contagens bacterianas foram expressas em LgKOE/rp.
Os estudos mostraram que, em crianças praticamente saudáveis do Priaralie do Sul (1 grupo de controlo), o conteúdo de linfócitos no sangue é significativamente mais baixo (P<0,001) do que em crianças da cidade de Tashkent (2 grupos de controlo). O conteúdo relativo e absoluto de linfócitos T está fortemente reduzido - 41±1,2% e 950±28/µl (Norsha-63±1,4% e 1819-40/µl). Isto deve-se à deficiência de subpopulações reguladoras - T-helper e T-supressores. A deficiência de T-helpers foi inicialmente registada em crianças praticamente saudáveis da nossa região em comparação com as crianças da cidade de Tashkent - 10,1+0,7 e 15,4+0,2% (P<0,001). Em termos absolutos, esta diferença foi ainda maior, 234±16 e 445±6/µL, respetivamente, ou seja, 1,9 vezes inferior. Foram encontrados indicadores semelhantes quando se analisaram os supressores T: o seu conteúdo relativo nas crianças da região do sul do Mar de Aral era 1,5 vezes inferior ao das crianças de Tashkent; os valores absolutos eram 158±14 e 303±8/µL (P<0,001), respetivamente.
O teor total de linfócitos B portadores de imunoglobulina nas crianças da região do Sul do Mar de Aral foi significativamente inferior ao das crianças de Tashkent - 20,4±1,3 e 24,6±1,3%, respetivamente (P<0,001); foi encontrada uma diferença mais significativa nos valores absolutos: 473-30 e 710-34/µL, ou seja, 1,5 vezes mais baixos. O número total de linfócitos nulos nas crianças da nossa região é 3,1 vezes superior ao das crianças da cidade de Tashkent (P<0,001). É interessante notar que o conteúdo de Ig A e IgM nos grupos (P>0,05), enquanto a Ig C era significativamente mais baixa nas crianças do 1º grupo de controlo.
Um importante fator de resistência contra a infeção é o FAN. As crianças do Priaralie do Sul têm um FAN significativamente mais baixo em comparação com as crianças de Tashkent - 46,4 ± 1,8 e 60,1 ± 1,7 por cento, respetivamente, e a absorção de microorganismos pelos neutrófilos e fagócitos é também 2,4 vezes mais baixa.
Foi também encontrada uma diminuição estatisticamente significativa quando o índice de imunodeficiência foi determinado - 1,34±0,05 e 1,90-0,05 unidades, respetivamente.
Na nossa opinião, o estado do sistema imunitário em doenças infecciosas, incluindo doenças diarreicas de várias etiologias bacterianas, deve ser avaliado por reacções imunitárias celulares específicas de antigénios. A determinação de ASL altamente específicos mostrou que o seu número em crianças praticamente saudáveis da região do Sul do Mar de Aral excede o das crianças de Tashkent (P<0,001). Como antigénio, utilizámos sobrenadantes de culturas dc Sh. flexneri (subespécie 2a). typhimurium, E. coli (serovar 0124). É interessante notar que o número de ASL que reagiram com E. coli em crianças saudáveis do Priaralie do Sul foi 2,1 vezes superior ao do grupo de controlo (P<0,001)

A comparação dos indicadores do sistema imunitário de crianças com antecedentes pré-mórbidos (diferentes graus de anemia e de hipotrofia) e de crianças saudáveis do Priaralie meridional revelou uma imunodeficiência secundária ainda mais profunda: uma diminuição fiável dos valores absolutos dos linfócitos T, dos T-helpers e dos T-supressores.

Diminuição do FAN-32,6±1,4 e 46,4 1,8% (crianças saudáveis); diminuição do IID-1,06- 0,05 e 1,3±0,05 unidades (P<0,001). Este facto é explicado por alterações mais profundas no sistema T de linfócitos e no FAN em crianças com antecedentes pré-mórbidos.

Assim, nas crianças saudáveis da Priaralie do Sul existe uma imunodeficiência profunda caracterizada por uma diminuição de quase todos os indicadores do sistema imunitário. Aparentemente, o número de ASL que reagem com antigénios bacterianos aumenta não só contra os agentes patogénicos estudados, mas também contra outros microrganismos patogénicos e condicionalmente patogénicos. Isto, por sua vez, aumenta o risco de colonização patogénica do intestino. O agravamento da deficiência do sistema imunitário em crianças com antecedentes pré-mórbidos indica um risco acrescido de doenças infecciosas, incluindo doenças diarreicas de etiologia bacteriana.

O estudo dos indicadores do sistema imunitário de crianças com doenças diarreicas de diferentes etiologias mostrou: o número total de linfócitos em doentes com disenteria diminuiu para 16,6+1,3% (1 controlo - 30,1+1,4%). Uma diminuição semelhante dos índices relativos e absolutos de linfócitos no sangue foi registada na salmonelose, colienterite e DZDBE. É de notar que o número relativo de linfócitos T nas doenças diarreicas de diferentes etiologias bacterianas foi significativamente reduzido para 29,3±1,5% (P<0,001), e a imunodeficiência em comparação com o grupo de controlo foi encontrada em 96% dos doentes; o conteúdo absoluto de linfócitos T

foi de 398±20/µl, o que é 2,7 vezes inferior ao do grupo de controlo. O tipo de agente patogénico teve uma certa influência na profundidade da imunodeficiência T: na salmonelose o número total de linfócitos T foi de 298 ±17, e no DZDBE 500+20/µl (P<0,001).

Em todo o grupo de crianças doentes, foi observada uma diminuição das células T auxiliares para 6,9±0,5% e 94±6/µl (P<0,001). A deficiência mais profunda foi observada na disenteria e na salmonelose (67±7 e 72±7/µL, respetivamente), a menor - na DZDBU (134±5/µL).

O conteúdo de supressores de T diminuiu de forma semelhante: 4,3+0,6% e 5848 µl, o que é 3 vezes inferior ao de 1 grupo de controlo (P<0,001). A maior deficiência de supressores T foi observada na disenterite e na colite (3±0,6 e 4,1±0,3%), a menor nos doentes com DZDBE - 5,2±0,7% (P<0,001). 53

Consequentemente, o número de subpopulações T-imunodecytobesulovlenie detectadas diminui - T-helpers e T-supressores.

< Nas crianças com doenças diarreicas bacterianas, a imunodeficiência B foi mais frequente na disenteria (179±22/µL) e na salmonelose (199±21/µL) em comparação com ambos os grupos de controlo (P 0,001). < > O aumento de linfócitos "nulos" em

crianças com doenças diarreicas de etiologia bacteriana foi significativamente mais elevado do que em ambos os grupos de controlo (P 0,001).

< É interessante notar que o conteúdo de IgM não foi estatisticamente fiável nas crianças, o conteúdo de IgG diminuiu significativamente (P 0,005) e o conteúdo de IgA aumentou (especialmente em doentes com colite e DZDBE - 1,4 vezes). Este facto deve-se, obviamente, ao aumento da necessidade do organismo na produção de IgA secretora.

As crianças com doenças diarreicas tiveram uma redução acentuada das pontuações FAN e FCH, com uma diminuição mais profunda na colienterite (3,90+2,2% e 2,5+0,5 unidades) e uma diminuição menos profunda no DZDBE (41+1,8% e 5,7-0,7 unidades).

A análise do cálculo do IID mostra que a imunodeficiência mais profunda é encontrada em crianças com colienterite, disenteria e DZDBE (0,91+0,006, 0,94-0,05 e 0,94+0,05 unidades, respetivamente), a menor - em pacientes com salmonelose e DZDBE (1,04+0,06 e 1,14+0,04 unidades).

No sangue de doentes com disenteria bacteriana, foram encontrados 15,4+1,1% de ASL portadores de receptores para antigénios de Sh-flexneri. Em doentes com salmonelose, colienterite e DZDBE, a reação aos antigénios de Shigella foi baixa e foi de 4,2+0,8, 4,4-0,2 e 3,8+0,5% (P<0,001), respetivamente. Na salmonelose, foi observada uma reação imunitária pronunciada em 100% dos casos com antigénios derivados de S. typhimurium, com um teor médio de ASL de 12,8+0,7%.

Nos doentes com enterite por coli, foi observada uma reação pronunciada com antigénios. E/coli em todos os doentes, com uma média de 17,5+1,2 % (P<0,001). É interessante notar que o conteúdo de ASL que reagiu com E.coli foi muito elevado (14,5+1,1%), ou seja, provavelmente a etiologia da doença em crianças foi E.coli, foi muito elevado (14,5+1,1%), ou seja, provavelmente a etiologia da doença em crianças foi E.coli, mas (devido a alterações nas propriedades biológicas destes microrganismos sob a influência de factores adversos ambientais) não pôde ser detectada pelos métodos bacteriológicos existentes.

Assim, em crianças com doenças diarreicas de várias etiologias bacterianas, o funcionamento do sistema imunitário é profundamente perturbado: o número total de linfócitos T e B no sangue, células imunorreguladoras (T-helper e T-supressores), FAN, FCH, IDD diminui; o conteúdo de linfócitos nulos e ASL, reagindo especificamente com antígenos de patógenos, aumenta drasticamente. Pequenas alterações no conteúdo de imunoglobulinas A, M, C no soro são explicadas pelo curto período de incubação da doença.

Microbiocenose do intestino grosso e conceção em crianças saudáveis e com antecedentes pré-mórbidos em termos de idade. Nas crianças saudáveis com menos de 3 anos de idade, o número de bifidobactérias foi o mais elevado - 7,0-0,6 Ig KOE/rp, (o limite inferior da norma), mas ligeiramente diferente da categoria etária dos 3-7 anos - 5,9-0,8 Ig KOE/grp, respetivamente. As contagens de lactobacilos também se encontravam no limite inferior da norma em crianças saudáveis (com menos de 3 anos de idade, 3-7 anos; - 5,85±0,9 e 6,2±0,6 lg KOE/rp. Em crianças com antecedentes pré-mórbidos, o número de lactobacilos foi reduzido 10-15 vezes. O peso específico dos bifidobacilos e lactobacilos (25%) em crianças saudáveis do Sul do Priaralie era significativamente inferior ao das crianças de Tashkent - 45% (P<0,001).

A Escherichia coli com atividade enzimática normal foi isolada em 100% dos casos em ambos os grupos. Dependendo da idade, não foram observadas diferenças significativas: 9,3±0,9 e 10,2±0,9 lg KOE/rp em crianças saudáveis e 10±1 e 10,0±0,9 lg KOE/rp em crianças com antecedentes pré-mórbidos.

O peso específico da Escherichia coli negativa para a lactose no espetro microbiano total de bactérias foi de 9%, o que foi significativamente mais elevado do que nas crianças da cidade de Tashkent (7%). Nas crianças com antecedentes pré-mórbidos, o seu número era semelhante em ambos os grupos etários: 8,9±1,1 e 9,3±0,8 lg KOE/rp, respetivamente. Os estafilococos foram isolados com uma frequência constante em crianças praticamente saudáveis (76%) e em crianças com antecedentes pré-mórbidos (82%). As estirpes hemolíticas de Staphylococcus aureus foram isoladas com uma frequência significativamente maior em crianças com antecedentes pré-mórbidos, mas o seu número não excedeu 10 lg KOE/rp.

Os estreptococos foram isolados em número suficientemente elevado. Os cocos (soma de estafilococos e estreptococos) na paisagem microbiana total não excederam a norma geralmente aceite. O número de bactérias do género Proteus em crianças praticamente saudáveis de ambos os grupos etários excedeu a norma (5,6±1,6 e 6,29±1,3 lg KOE/rp), e em crianças com antecedentes pré-mórbidos com a idade de 3,7 anos houve algum aumento até 5,0-0,5 lg KOE/rp. O conteúdo de fungos do género Candida em crianças saudáveis era 10-15 vezes superior ao normal (P<0,001), em crianças com antecedentes pré-mórbidos era superior em 2,3 ordens de grandeza - 6,9±0,8 e 6,7±0,9 lg KOE/rp., respetivamente (P<0,001).

Assim, em crianças praticamente saudáveis do Sul do Priaralie, a composição quantitativa e qualitativa da microflora intestinal está perturbada: valor limiar mínimo de bifido e lactobacilos, aumento do número de Escherichia coli lactose-positiva e lactose-negativa, microrganismos do género Proteus e fungos do género Candida. Em crianças com uma anamnese agravada (antecedentes pré-mórbidos), em 100% dos casos, o número de bifidobacilos e lactobacilos está reduzido e o número de Escherichia coli lactose-negativa está aumentado.

A elevada segregação e o crescimento do número de Enterobacteriaceae e E.coli estão associados à deterioração das condições sanitárias na zona do Mar de Aral devido à crise ambiental, bem como às peculiaridades da região da Ásia Central: climáticas e geográficas, hiperendemicidade para infecções intestinais (Mamatkulov I.H., 1998), caraterísticas imunogenéticas da população local.

O estudo de representantes indigénicos e facultativos da microflora normal do intestino grosso em crianças com doenças diarreicas de diferentes etiologias bacterianas mostrou uma violação do seu conteúdo.

Bifidobactérias. Em todos os grupos, o conteúdo foi significativamente reduzido em comparação com o controlo ($P<0,001$), especialmente na disenteria -3,9--0,3 Ig KOE/rp, colienterite - 4,2±0,3 e DZNE - para 4,2-0,1 Ig KOE/rp.

Lactobacilos. O seu conteúdo diminuiu significativamente em comparação com os grupos de controlo em 2-3 ordens de grandeza ($P<0,001$). Eram menos nas crianças com DZNU - até 4,8±0,3 Ig KOE/rp, e mais - na salmonelose - 5,6±0,4 Ig KOE/rp.

E.coli positiva para lactose. Foram reduzidas em 3-4 ordens de grandeza, sobretudo no grupo DZNE - para 6,8±0,4 Ig KOE/rp; foi registada uma redução menor nas crianças com DZDBE - para 5,9±0,5 Ig KOE/rp.

E. coli lactose-negativa. O conteúdo foi aumentado em 3-5 ordens de grandeza em comparação com os grupos de controlo ($P<0,001$). Na disenteria e na salmonelose, o seu número é o mais elevado - 8,8±0,5 e 8,5±0,5 Ig KOE/rp, respetivamente, e na DZNE é o mais baixo - até 7,0±5,1 Ig KOE/rp. Em todos os grupos estudados, foram isoladas Escherichia coli negativas para a lactose em 12,3% dos doentes.

Staphylococci. O seu número alterou-se de forma insignificante. Não foram observadas diferenças significativas nas crianças com salmonelose, colienterite e DZNE em comparação com o primeiro grupo de controlo ($P<0,05$). Apenas na disenteria e DZNE se registou um aumento estatisticamente significativo ($P<0,001$).

Estreptococos. Foram isolados em 69% das crianças examinadas. Foram mais comuns na disenteria e na salmonelose - 8,9±0,5 Ig CFU/g, respetivamente.

Fungos do género Candida. Foram isolados em grandes quantidades na disenteria e na salmonelose - 6,9±1,3 e 6,8±1,1 Ig KOE/rp, respetivamente.

Klebsiellae. Este género de microrganismos pertencente à família Enterobacteraecea foi isolado da coprocultura de crianças doentes em títulos elevados - em 72% das crianças. É interessante notar que, independentemente da etiologia das doenças, o número de Klebsiellae não diferiu praticamente entre si em todos os grupos ($P>0,05$).

Proteus. Um aumento do seu número no intestino grosso ativa os processos de putrefação e agrava os distúrbios disbióticos. Em todas as crianças, estes microrganismos excederam significativamente a norma, especialmente na disenteria e na salmonelose - em 3 a 4 ordens de grandeza mais do que nos grupos de controlo - ($P<0,001$).

Assim, foi estabelecida uma diminuição do número de microrganismos indigénicos e um aumento estatisticamente significativo do número de representantes facultativos da microflora do cólon em crianças com doenças diarreicas de várias etiologias bacterianas. Deve notar-se especialmente que no Priaralie do Sul, durante as doenças diarreicas, os processos disbióticos do intestino são agravados, a disbiose é caracterizada por uma violação da proporção de microrganismos indigénicos e facultativos.

Para estabelecer o papel da imunodeficiência e da disbiose nos processos patológicos nas doenças diarreicas de diferentes etiologias bacterianas, realizámos análises de correlação para determinar as relações entre os principais indicadores do sistema imunitário, bem como para estudar as variantes intergenéricas e interespecíficas interrelacionadas nos microrganismos indigénicos e facultativos. O aumento das

variantes inter-relacionadas entre os indicadores, o desaparecimento das relações "fisiológicas" e o aparecimento de relações "patológicas", que não se encontram nos grupos de controlo, indicam que nas doenças diarreicas de diferentes etiologias bacterianas, o sistema imunitário e a microflora normal do intestino grosso estão envolvidos no processo patológico, ou seja, participam no processo de sanogénese.
Corrigimos a desordem da microbiocenose intestinal com "Bifidumbacterin PL". Foi observado um efeito positivo não só na microflora, mas também no sistema imunitário. Para elucidar o mecanismo de tal ação das preparações bacterianas, estudámos as propriedades imunoactivas da preparação "Bifidumbacterin PL" na experiência com ratos - na irradiação subletal e na hepatite tóxica aguda. Verificou-se que a produção de células formadoras de anticorpos (AOC) nos ratinhos irradiados era 10,5 vezes 58
diminuiu em comparação com a intacta (P<0,001).
Na administração intragástrica de "Bifidumbacterin PL" a resposta imunitária aumentou 3,6 vezes em comparação com o controlo. Em ratos tratados com desintegrado, a produção de anticorpos aumentou de forma insignificante - 1,2 vezes (P>0,05). O "BiφidymbaκτepiPL" aumentou os níveis de leucócitos em 2,8 vezes em comparação com o controlo. E o desintegrado não teve efeito significativo.
Assim, o "Bifidumbacterium PL" corrige a imunogénese e a leucopoiese em ratos irradiados quando administrado por via intragástrica. Verificou-se que, em ratinhos com hepatite tóxica aguda, a produção de AOC foi reduzida em 1,9 vezes e o número de células contendo núcleos do baço foi reduzido em 2,2 vezes. Com a administração intragástrica de "Bifidumbacterium RT", a antibiogénese aumentou 1,8 vezes e atingiu o valor normal. O conteúdo de eritrócitos no sangue periférico dos ratos com hepatite diminuiu 1,6 vezes, os leucócitos - quase 2 vezes em comparação com a norma.
Após a administração intragástrica de "BiφidymbbaκτepiPL" o número de eritrócitos não se alterou, e os leucócitos - normalizaram.
Assim, o biocorretor "Bifidumbacterium PL" administrado por via intragástrica corrige a imunodeficiência secundária causada pela irradiação e pela OTT, bem como estimula a leucopoiese (Nuraliev H.A., Batirbekov A.A., 1999).
Dadas as peculiaridades do curso e da clínica das doenças diarréicas de etiologia bacteriana, seu tratamento é realizado em uma ordem especial e de acordo com um determinado esquema. O complexo de tratamento antidiarreico geralmente aceite inclui: regime geral de saúde, dieta, métodos de tratamento etiotrópicos, patogenéticos, sintomáticos, sintomáticos e tónicos. São dirigidos contra agentes patogénicos e produtos da sua atividade vital, normalizam o metabolismo e a água, restauram a atividade de diferentes sistemas do corpo.
Após o tratamento antidiarreico convencional (grupo 1), os índices absolutos de linfócitos T e células T-helper aumentaram significativamente, mas os índices relativos em crianças com disenteria, salmonelose, DZDBE e DZNE não se alteraram.
É interessante notar que o conteúdo de supressores de T não diferiu significativamente do inicial em todos os grupos de crianças doentes (P<0,05). A concentração de

imunoglobulinas A, M, C no soro, FAN e FA permaneceu praticamente inalterada (P>0,05). Alterações únicas e fiáveis no ASL indicam que o tratamento antidiarreico geralmente aceite praticamente não afecta o processo autoimune que se desenvolve em doenças diarreicas de várias etiologias bacterianas. O cálculo do IID e do BAT mostrou a ausência de diferenças estatisticamente significativas em todos os grupos de crianças doentes (P>0,05).

Nas crianças com doenças diarreicas, 5 dos 25 indicadores determinados mudaram, ou seja, o aumento fiável dos indicadores no grupo total foi de 20%; na disenteria bacteriana - 28, salmonelose 12, colienterite - 32, DZDBE-16, DZNE-36%. O estudo da endoecologia intestinal também não revelou alterações significativas no número de microrganismos indigénicos e facultativos (P>0,05). Foi revelada uma diminuição significativa dos representantes de Enterobacteriaceae-Proteus e Klebsiellae em todos os grupos examinados (P<0,05). Isto é explicado pela sua sensibilidade especial aos antibióticos e baixa resistência a vários factores de exposição.

Após a aplicação de "Immunomodulin" e "Bifidumbacterin PL" no complexo de tratamento antidiarreico geralmente aceite em crianças, os índices relativos e absolutos de linfócitos totais, linfócitos T, T-helpers, T-supressores, linfócitos B aumentaram significativamente (P<0,001), diminuíram - linfócitos "zero" e ASL reagindo com antigénios bacterianos de Sh. fl exneri. S.typhimurium E. Coli (P<0,001). Chama a atenção o facto de que os índices absolutos e relativos de ASL para o agente patogénico que causou uma determinada doença são reduzidos de forma fiável. Assim, em doentes com disenteria bacteriana, verificou-se uma diminuição das AFL que reagem com Sh.flexneri- para 3,4±0,9% e 63±17/μl (inicial - 14,7±1,0% e 154±11/μl, P<0,001), mas o conteúdo das AFL que reagem com outros antigénios bacterianos manteve-se praticamente inalterado (P<0,05).

Um padrão semelhante é encontrado na salmonelose e na colite (P<0,001). Nas crianças com DZNE, os valores relativos e absolutos de ASL que reagem com antigénios de E.coli estavam significativamente reduzidos (P<0,001), indicando que o agente causal desta doença é aparentemente este microrganismo, embora não tenha sido confirmado bacteriologicamente. No DZDBE, a diminuição dos valores de ASL foi significativa, embora não significativa.

Notamos especialmente o efeito imunocorrector da "Imunomodulina" e da "Bifidumbacgerina PL" sobre o FAN e a OY, que aumentaram significativamente em todos os grupos estudados (P<0,001).

O aumento significativo dos índices do sistema imunitário foi: em doentes com doenças diarreicas de etiologia bacteriana, disenteria, salmonelose, colienterite, DZNE e DZDBEU 100, 88, 80, 72, 96 e 72%, respetivamente.

A comparação dos resultados mostrou que as preparações domésticas "Immunomodulin" e "Bifidumbacterin PL têm um efeito imunocorregulador pronunciado: aumentam significativamente quase todos os índices do sistema imunitário (P<0,001)

As seguintes alterações ocorreram na microbiocenose do intestino grosso após o tratamento complexo com a inclusão de "Bifidumbacterin PL" e "Immunomodulin": as bifidobactérias e os lactobacilos aumentaram significativamente em 3-4 ordens de grandeza, e nos grupos com salmonelose, colienterite e DZNE atingiram o limite inferior da norma - 9,1±0,3, 9,1±0,2 e 9,2±0,2 Ig KOE/rp, respetivamente. É interessante notar que os índices de Escherichia coli positiva para a lactose não se alteraram da mesma forma. O estudo dos microrganismos oportunistas facultativos mostrou que o seu número diminuiu de forma fiável (exceto para os estafilococos). Em especial, é necessário registar a diminuição dos estreptococos em 3-4 ordens de grandeza (P<0,001). Klebsiellae e Proteus-5 ordens (P<0,001); a diminuição quantitativa dos microrganismos oportunistas facultativos afectou todos os grupos examinados (P<0,01).

O aumento dos microrganismos indigénicos e a diminuição dos microrganismos facultativos restabelecem o equilíbrio entre eles no intestino grosso e, por conseguinte, normalizam a microflora intestinal.

Na nossa opinião, a origem da estirpe também desempenha um papel importante na biocorrecção com preparações bacterianas, e o aparelho recetor das estirpes locais de bifido e lacto-bactérias está mais adaptado às condições locais. Tendo em conta o facto de que a perturbação da microbiocenose intestinal em crianças ocorre muito antes das manifestações clínicas e serve como precursor de desvios no estado clínico e fisiológico da criança, forças imunobiológicas deprimidas do organismo e maior suscetibilidade a doenças diarreicas de várias etiologias bacterianas, é necessário efetuar a biocorrecção preventiva ("colonização artificial") com preparações bacterianas tendo em conta a situação epidemiológica. Na região do Mar de Aral, a biocorrecção preventiva das crianças pode ser efectuada sem uma análise microbiológica preliminar das fezes para deteção de microbiocenoses.

Durante a biocorrecção utilizámos biocorretores de diferentes produções: 58 crianças receberam prescrição oral de "Bifidumbacterin" produzido na Rússia, 51 - oral de "Lactobacillus", 55 - administração oral de "Bifidumbacterin PL", 57 - biocorrecção complexa "Bifidumbacterin PL" e "Lactobacgerin", 33 crianças com antecedentes pré-mórbidos receberam biocorrecção e imunocorrecção complexas com "Bifidumbacterin PL" e "Immunomodulin" em injecções (17 crianças) e em comprimidos (16 crianças).

Após a bio-correção e a imunocorrecção, os indicadores da microbiocenose do intestino grosso normalizaram. A curadoria das crianças durante o ano mostrou que isso se manifestou especialmente nos grupos que receberam "Bifidumbacterin PL" e "Immunomodulin". Tendo em conta a ausência de diferenças significativas nos indicadores do sistema imunitário e da microbiocenose do intestino grosso nestes grupos, bem como a falta de efeito bio- e imunocorrector no grupo que recebeu "Lactobacillus", sugerimos que a biocorrecção preventiva ("colonização artificial") para prevenir distúrbios no trato gastrointestinal em condições ecologicamente desfavoráveis da região do Mar de Aral seja efectuada com uma preparação mais barata e acessível "Bifidumbacterin PL" de estirpes conhecidas de bifidobactérias.

A profunda imunodeficiência secundária encontrada em crianças com antecedentes pré-mórbidos serve de base para a inclusão da "Imunomodulina" em complexo com a "Bifidumbacterina PL". A utilização destes dois indicadores de linfócitos T e de FAN. O mecanismo de biocorrecção é a normalização da microflora do intestino grosso e o efeito negativo sobre os microrganismos oportunistas; além disso, o probiótico, ao afetar as células linfóides do trato gastrointestinal, estimula os linfócitos T e o FAN. Assim, foi estabelecida a influência direta, indireta e mista da biocorrecção sobre a atividade do sistema imunitário do organismo. Chama a atenção para o facto de a administração sublingual da eficácia dos comprimidos praticamente não diferir das injecções, e pelo seu baixo custo e conveniência ultrapassa-a, pelo que para a imunocorrecção oferecemos esta forma do medicamento. A biocorrecção profiláctica reduziu a incidência de doenças diarreicas em 6,3 vezes e a morbilidade total em 3,1 vezes; a biocorrecção e a imunocorrecção profilácticas reduziram o número de doenças diarreicas em 3,6 vezes e a morbilidade total em 2,9 vezes entre as crianças com antecedentes pré-mórbidos.

Como resultado dos dados obtidos, formulámos várias conclusões: os indicadores do sistema imunitário em crianças saudáveis do Priaralie Sul diferem de forma fiável dos valores de crianças saudáveis da zona ecologicamente favorável: diminuição do pool de linfócitos T, T-helpers, T-supressores, linfócitos B, FAN, FCH, 120 no soro sanguíneo; aumento dos linfócitos "zero" e ASL, reagindo com antigénios de Sh. flexneri, S. typhimurium, E. coli. coli;

- Os indicadores do sistema imunitário em crianças com antecedentes pré-mórbidos na mesma região caracterizam-se por uma imunodeficiência mais profunda: supressão acentuada do sistema de linfócitos T e FAN em comparação com crianças saudáveis.
- Foi revelada uma imunodeficiência profunda em crianças com várias doenças diarreicas de etiologia bacteriana. A profundidade da imunodeficiência depende da etiologia da doença. A determinação do ASL é sensível
um método de imunodiagnóstico de doenças diarreicas.
- Em crianças praticamente saudáveis com antecedentes pré-mórbidos, foram observadas alterações disbióticas no intestino grosso, perturbação do equilíbrio quantitativo de agentes patogénicos indigénicos (bifidobacilos e lactobacilos, Escherichia coli positiva para a lactose) e patogénicos oportunistas facultativos.
    bacilos) e agentes patogénicos oportunistas facultativos.
microrganismos (Escherichia coli lactose-negativa, estafilococos e estreptococos, Candida, Klebsiellae, Proteus).
- em crianças com doenças diarreicas de etiologia bacteriana, as perturbações disbióticas do intestino grosso são agravadas e conduzem a uma evolução complicada da doença, bem como a uma reinfeção.
- o tratamento antidiarreico convencional não teve um efeito bio- e imunocorregulador. Não foram observadas alterações positivas na atividade do sistema imunitário e no estado da microflora do intestino grosso. - A inclusão de "Bifidumbacgerin PL" e de "Immunomodulin" no complexo de tratamento antidiarreico geral normalizou os índices do sistema imunitário e da microbiocenose

do intestino grosso. A propriedade imunoactiva da "Bifidumbacterin PL" foi estabelecida na experiência com ratos.

- A biocorrecção profiláctica ("colonização artificial") "Bifidumbacgerin PL" em crianças praticamente saudáveis teve um efeito positivo no sistema imunitário e nos indicadores da microbiocenose intestinal: reduziu a frequência das doenças diarreicas em 6,3 vezes.

- aplicação de "Bifidumbacgerin PL" e a forma de comprimido de "Immunomodulin" para bio- e imunocorrecção profiláctica em crianças com

O fundo pré-mórbido teve efeitos imunoestimulantes e biocorrectivos: a frequência de doenças diarreicas nestas crianças diminuiu 3,6 vezes. A partir do exposto, seguem-se as seguintes recomendações para cuidados de saúde práticos.

A introdução de "Immunomodulin" 0,5-1,0 ml uma vez por dia por via intramuscular durante 7 dias e de "Bifidumbacterin PL" 5 doses 3 vezes por dia durante 14 dias 30 minutos antes das refeições tem um efeito imunocorrector, biocorrector e clínico pronunciado. Para determinar o estado imunitário das crianças, é proposto um critério adicional - o índice de imunodeficiência (IDI), com a ajuda do qual a profundidade da imunodeficiência é claramente definida. O Ero é utilizado para o diagnóstico laboratorial de doenças diarreicas. Para a determinação de bifidobactérias, sugere-se que sejam cultivadas sob atmosfera de CO e vela acesa num exicador durante 48-72 horas num meio nutritivo denso. Para prevenir várias doenças diarreicas de etiologia bacteriana em crianças praticamente saudáveis até aos 7 anos de idade, é necessário efetuar uma biocorrecção preventiva ("colonização artificial") com a preparação "Bifidumbacterin PL" em 5 doses 2 vezes por dia durante 14 dias por via oral durante 30 min. antes das refeições; em crianças com antecedentes pré-mórbidos, a biocorrecção e a imunocorrecção combinadas com "Bifidumbaктepin PL" (mesmas doses e condições) e "Imunomodulina" em comprimidos de 1 mg/kg durante 7-14 dias (Nuraliev N.A., 2001).

A direção seguinte da nossa investigação científica foi o estudo da morbilidade, bem como a determinação da microbiocenose intestinal e da atividade do sistema imunitário em mulheres primogénitas (Matnazarova G.S., 1999).

A análise preliminar das causas da elevada morbilidade nas mulheres em idade fértil mostra que a anemia nas mulheres em idade reprodutiva não está relacionada com a frequência da gravidez e do parto, mas é uma consequência de focos crónicos de infeção e de patologia dos órgãos internos, principalmente do trato gastrointestinal, dos rins e outros.

A análise dos estudos realizados permite-nos concluir que a mais frequente entre as mulheres em idade reprodutiva residentes na região (71,1%), bem como uma proporção significativa de doenças do trato gastrointestinal, principalmente de génese inflamatória. A patologia do trato gastrointestinal em 98% dos casos é acompanhada pelo desenvolvimento de anemia, o que indica a presença de um fator nutricional na génese desta última nas mulheres em idade reprodutiva residentes na zona de Priaralie do Sul.

Neste caso, aparentemente, um papel importante é desempenhado por factores ambientais desfavoráveis associados à secagem em curso do Mar de Aral, especialmente a deterioração da qualidade da água potável, dos alimentos e outros, que afectam não só o sistema de hematopoiese, o estado do trato gastrointestinal, mas também o corpo como um todo, incluindo o sistema imunitário.

Com base no que precede, assumimos a presença de uma perturbação combinada da microbiocenose intestinal e do sistema imunitário na génese da anemia em mulheres primíparas, o que justificou a continuação dos nossos estudos.

O estado da microflora intestinal foi estudado em 148 grávidas de primeira viagem, das quais 72 mulheres foram diagnosticadas com HDA de grau P (Hb 90 a 71 g/l), 57 mulheres com HDA de grau W (Hb inferior a 70 g/l) e 19 grávidas de primeira viagem saudáveis (sem HDA, Hb 111 e superior) constituíram o grupo de controlo. Todas as mulheres foram examinadas aquando da admissão e da alta hospitalar, ou seja, após o tratamento.

As grávidas primogénitas sem anemia (teor de hemoglobina superior a 110 g/l) foram examinadas na dinâmica do período gestacional: no [trimestre (16 a 27 semanas) - 6, no II trimestre (28 a 37 semanas) - 7 e 1-2 semanas antes do parto (38-40 semanas) - 6. Verificou-se que, nas mulheres grávidas do grupo de controlo, o carácter da microbiocenose intestinal com o aumento da idade gestacional praticamente não se altera. Apenas podemos observar uma tendência para diminuir o número de microrganismos indigénicos. Assim, o teor de bifidobactérias diminuiu de 9,98±0,96 Lg KOE/r para 9,49±0,74 Le KOE/r (P>0,05), os lactobacilos de 10,48±0,61 Lg KOE/r para 10,18±0,94 Lg KOE/r (P>0,05). Verificou-se um aumento do número de bactérias Proteus de 3,42±0,54 para 4,20±0,42 (P<0,05), indicando o desenvolvimento de processos de putrefação no intestino grosso no último trimestre de gravidez.

Observa-se algum aumento noutros representantes da microflora facultativa. Assim, a população de Escherichia coli lactose-negativa aumenta de 4,48±0,43 Ig KOE/r para 5,27±0,43 Ig KOEL, e a de fungos do género Candida de 4,72±0,99 para 5,14±0,83 Ig KOE/r.

O teor de formas aeróbias de St. aureus manteve-se estável (DE 4,71±0,84 para 4,76±0,88 Ig KOE/r, P>0,05), e o número de Streptococcuss aumentou, mas sem atingir os valores de fiabilidade (de 5,37±0,5 para 6,51±0,93 Ig KOE/t, P>0,05).

Assim, os estudos da microbiocenose intestinal em mulheres primogénitas com gravidez fisiológica permitiram estabelecer que a composição de espécies da microflora intestinal na dinâmica do período gestacional tem um carácter estável. No entanto, a análise quantitativa das alterações da microbiocenose intestinal no grupo de controlo revelou a presença de disbacteriose de grau I e P em 57% das examinadas, cuja frequência aumenta na dinâmica da gravidez de 20% em 16-27 semanas para 100% em 38-40 semanas. A elevada frequência de perturbações disbióticas do intestino grosso está provavelmente associada ao impacto negativo no organismo de uma série de factores ambientais (qualidade da água e dos alimentos, poluição do solo e do ar, etc.) que deprimem o sistema imunitário, os sistemas hematopoiéticos e a microflora normal de vários biótopos do organismo, incluindo o intestino.

As alterações da microflora intestinal dependiam da gravidade da anemia: aquando da admissão no hospital, todas as pacientes que sofriam de DGE moderadamente grave foram diagnosticadas com disbacteriose, que se caracterizava por uma diminuição dos indicadores da microflora normal do intestino grosso em comparação com os indicadores de mulheres grávidas saudáveis sem DGE. Analisando os dados obtidos 67
Com base nos resultados dos estudos, interessou-nos conhecer o estado da microflora do intestino grosso em mães primogénitas com DIP por trimestres do período gestacional. Todas as mulheres examinadas foram divididas em 3 grupos de acordo com o período gestacional | grupo - 16-27 semanas - 47 mulheres (31,8%); grupo I - 28-37 semanas - 35 mulheres (23,6%); grupo PT - 38-40 semanas. - 35 mulheres (23,6%); Grupo PT - 38-40 semanas. - 47 mulheres (31,8%). Os resultados indicam que o número de microrganismos indígenas (bifidobacilos e lactobacilos, Escherichia coli positiva para a lactose) diminui gradualmente consoante a idade gestacional.

Realizámos um exame pós-tratamento de mulheres grávidas que sofriam de DDD. Para o efeito, todas as mulheres foram divididas em 4 grupos. O Grupo I era constituído por 58 grávidas com anemia moderada e o Grupo II por 39 grávidas diagnosticadas com anemia grave. As grávidas

O Grupo II recebeu terapia anti-anémica convencional, que incluiu preparações contendo ferro: ferroplex, ferrum-lek, vitaminas B, C, A, ácido fólico, glucose 10% ou 20% por via intravenosa (Hb inferior a 70 g/l) após 36-37 semanas - transfusão de plasma e eritrócitos. O grupo III incluía 14 mulheres grávidas com WD moderada de gravidade média na GU - 18 mulheres grávidas com anemia grave, às quais a terapia antianémica foi complementada com a administração de "Bifidumbacterin PL" e imunocorretor de produção nacional - "Immunomodulin".

Como resultado dos estudos, verificou-se que o tratamento tradicional não afecta a microbiocenose intestinal. Na dinâmica do tratamento praticamente não se altera a composição quantitativa da flora indígena, em ambos os grupos há uma tendência para aumentar o número de estafilococos patogénicos no grupo [grupo até 6,83±0.97 Ig KOE/r (P<0,05), no grupo Bo II - até 7,02±0,43 Ig KOE/r (P<0,001), o que é significativamente diferente em relação ao índice Kana4OTH4HOMy do grupo de controlo, O aumento do número de estreptococos hemolíticos, bactérias do género Proteus e fungos permanece 68
género Candida (P<0,05). Na DQA grave, apesar do tratamento, o número de E. coli negativas para a lactose aumentou significativamente até 6,98±0,8 Ig KOE/r com uma norma de 5,07+0,54 (P<0,05). O número de bactérias do género Proteus também aumentou (aprofundamento dos processos de putrefação no intestino grosso, acumulação de gases, o que, por sua vez, pode impedir a absorção e a utilização de ferro exógeno, agravando assim a anemia).

Estudos microbiológicos realizados sobre a flora do intestino grosso em mulheres grávidas primogénitas que vivem na zona de desvantagem ecológica da Priaralie do Sul mostram que 57% das mulheres primogénitas com gravidez fisiológica têm disbacteriose de grau I e II, agravada no terceiro trimestre da gravidez e antes do parto. As mulheres grávidas que sofrem de anemia moderada e grave desenvolvem disbacteriose após as 28 semanas do período gestacional em 100% dos casos e, com o aumento da idade gestacional, a profundidade das perturbações na microbiocenose intestinal aumenta, especialmente antes do parto. Estes dados indicam um elevado risco de infeção para a mãe e para o feto.

Os indicadores imunológicos nas mulheres primogénitas examinadas com gravidez fisiologicamente ativa, residentes na região de Khorezm, diferem dos das residentes na cidade de Tashkent e caracterizam-se por uma diminuição significativa das células SD3+ e SD 4.5, bem como pela inibição da atividade fagocítica dos neutrófilos.

A diminuição quantitativa das células do sistema imunitário também diz respeito à diminuição das células SDZ+ e das suas subpopulações reguladoras SD4+ e SD8+. Além disso, nas mesmas mulheres, verifica-se uma diminuição dos linfócitos B (células 3F3-) e da atividade fagocitária dos neutrófilos, o que caracteriza a resistência não específica do organismo. Nas mulheres grávidas de primeira viagem com DDA, foram observadas perturbações mais profundas das principais ligações do sistema imunitário. Em particular, o número de linfócitos T diminuiu 1,2 vezes (39,8±1,0%) em comparação com o controlo. O número de subpopulações reguladoras (T-helpers e T-suppressors) foi reduzido. O seu número foi, respetivamente, de 22,8±0,8 e 14,4±0,9% (no grupo sem WDD 26,8±1,3 e 18,8±1,0%)-P<0,001. O número de células 3 F 3 diminuiu (P<0,05). A atividade fagocítica dos neutrófilos foi 1,3 vezes menor do que no grupo de primíparas sem DAM. Com o aumento da idade gestacional, foi detectado um aprofundamento da imunodeficiência nas primíparas com ADM.

Assim, foi estabelecido que, em mulheres grávidas que sofrem de anemia moderada e grave, a terapia antianémica não afecta positivamente os processos disbióticos do intestino grosso, em relação aos quais a disbacteriose existente de II e III graus persiste até ao momento do parto, o que provoca complicações no decurso da gravidez e do parto e afecta negativamente a saúde do recém-nascido.

Face ao exposto, concluímos que é necessário complementar o tratamento antianémico tradicional com terapêutica bio- e imunocorrectiva, de forma a prevenir o desenvolvimento de disbacteriose e imunodeficiência secundária. A inclusão de probiótico ("Bifidumbacterin PL") e imunocorrector ("Immunomodulin") na terapia complexa promove a normalização da microbiocenose intestinal.

A análise de correlação entre os principais parâmetros da microbiocenose intestinal e do sistema imunitário em mulheres primíparas com anemia antes e depois do tratamento anti-anémico tradicional revela um aumento do número de variantes inter-relacionadas da microbiocenose intestinal com o aparecimento das chamadas correlações "patológicas".

Isto indica uma tensão na atividade da microflora intestinal indigena e facultativa. Além disso, é revelado o enfraquecimento das relações "fisiológicas" após o método tradicional de tratamento, o que indica a eficácia insuficiente do tratamento efectuado

da disbacteriose intestinal. Constatamos que as correlações são mais acentuadas quando se analisa a microbiocenose intestinal do que os indicadores do estado imunitário. Isto indica que a microbiocenose intestinal 70
é mais suscetível a alterações patológicas do que o sistema imunitário em mulheres grávidas primíparas anémicas que vivem na região sul do Mar de Aral.

A disbiose intestinal de grau I e II é observada em 57% das mulheres primogénitas com gravidez fisiológica entre as 28 e as 38 semanas. As mulheres primogénitas com WD moderada e grave de gravidade moderada e grave mostraram uma microbiocenose intestinal prejudicada em 100% dos casos com um elevado grau de fiabilidade (P < 0,001). A disbacteriose caracterizou-se por uma diminuição fiável da frequência e do número de representantes da flora indigénica (bifidobactérias, lactobacilos, E.coli "lactose +") e um aumento do número de bactérias oportunistas facultativas (E. coli "lactose", fungos do género Candida, St.aureus, Streptococcuss, Proteus). As seguintes conclusões importantes para os cuidados de saúde práticos decorrem da investigação científica efectuada:

O estado disbiótico do intestino aprofunda-se com a progressão da DQA e a idade gestacional e é mais pronunciado com anemia de grau III no período pré-natal;

— na génese da anemia de grau de gravidade PI Sh em mulheres grávidas de primeira gravidez que vivem na região do sul do Mar de Aral é notória a disbacteriose do intestino grosso e o estado de imunodeficiência secundária;

— a inclusão da bifidumbacterina RG. e da imunomodulina imunocorretora no complexo de reanimação tradicional anti-anémica bifidumbacterina é eficaz na correção da disbacteriose intestinal e da anemia em mulheres grávidas de primeira viagem;

— foi revelada uma correlação direta e estreita entre a gravidade da disbacteriose intestinal e a profundidade da imunodeficiência secundária em mulheres primíparas com ADM moderada e grave (Matnazarova T.S., Musaev M.R., 1999).

A próxima direção importante da nossa investigação foi dedicada às peculiaridades do curso clínico, à prevalência da úlcera gástrica e duodenal em pacientes que vivem em Khorezm Viloyat, pertencentes ao Priaralie do Sul, bem como ao desenvolvimento de novas abordagens para o diagnóstico, tratamento e prevenção desta doença (Abdullaev P.B., 2001).

É de notar que a úlcera gástrica e duodenal (GUDD) é um problema que tem sido estudado há muitos anos (Vasilenko V.H., 1981; Kasymov I.Y. et al. 1996; Grigoriev P.Y. et al. 1997; Zakhidova M.3., 1999; Abramson D.J. et al 1991; Graham D.J., 2001). 2001). No entanto, a falta de estudos dedicados ao grau de prevalência da doença em diferentes grupos etários, a influência de factores ambientais desfavoráveis no seu curso, a falta de métodos eficazes de tratamento mantém a relevância deste problema.

Até à data, a situação ecologicamente desfavorável na região do Mar de Aral e a deterioração da saúde da população que vive nesta região sob a influência destes factores negativos são conhecidas de acordo com a literatura (Karimov I.A., 1997;

Berdimuratova A., 1997; Kulmanov M.E. et al., Duschanov B.A., 2000). A. Berdimuratova A., 1997; Kulmanov M.E. et al., Duschanov B.A., 2000).

A este respeito, tendo em conta o facto de o impacto negativo dos factores ambientais desfavoráveis na saúde humana estar em constante crescimento, nas condições do Usbequistão é necessário rever os pontos de vista médicos sobre muitas doenças, especialmente as doenças gastroenterológicas, incluindo a DII, nas condições ambientais desfavoráveis da região do Mar de Aral.

Muitos investigadores realizaram trabalhos científicos dedicados à NBJD, mas estes incidiram principalmente no diagnóstico e nos métodos de tratamento desta doença (Narbaeva I.E., 1994; Loginov A.S., 1997; Nazirov F.N., 1997; Stupin B.A., 2000; CheatumO.E., 1999). 1999). Alguns trabalhos científicos são dedicados à etiologia, manifestações clínicas e profilaxia da NBJD (Elshtein N.V., 1996; Ratiyani L.A.). É de notar que, para estudar várias alterações no organismo na DCJ, foram efectuados estudos experimentais (Karimov H.Y. et al., 1998; Daminov Sh.N., 1999).

Mas, apesar de todos os trabalhos de investigação realizados, este problema é insuficientemente estudado, especialmente tendo em conta a situação ecologicamente desfavorável na região do Sul do Priaralie. O estudo do seu grau de prevalência, estrutura, peculiaridades do curso clínico em diferentes populações, grupos etários de homens e mulheres jovens, homens e mulheres de idade madura, pessoas idosas, mulheres em idade fértil, bem como as questões de tratamento adaptado e prevenção da DCJD, tendo em conta a influência de um complexo de factores ambientalmente desfavoráveis na patogénese da doença, permanecem em aberto. Assim, a análise do IBDD em condições ambientais desfavoráveis é um problema absolutamente novo, cuja solução é de grande importância científica e prática.

Para resolver o objetivo estabelecido, foi examinado um total de 5211 doentes e as suas histórias de casos com úlcera péptica do estômago e do duodeno tratados de 1989 a 2000. O estudo foi efectuado em três fases: na primeira fase, foi estudada a prevalência, a estrutura e o grau de ocorrência da úlcera péptica em diferentes grupos populacionais, utilizando o método nested-typological. Para o efeito, foram elaborados questionários que incluíam informações sobre a evolução, os sintomas da doença, os resultados dos exames clínicos, instrumentais e laboratoriais, o número de recidivas, bem como as medidas de tratamento adoptadas. Para este efeito, antes do início do estudo, o número de adultos foi determinado com base em listas de makhalla, conselhos de aldeia e instituições médicas, que totalizavam 24360 pessoas. Em seguida, através de uma amostragem representativa aleatória, selecionámos 20% desta população, que ascendia a 48872 pessoas. Destas, conseguimos examinar 37387 pessoas, ou seja, 76,5 por cento. Deste número de pessoas examinadas, 2991 (8,0%) foram diagnosticadas com CPNPC. Em 1331 deles (44,5%), a doença foi detectada pela primeira vez e 1660 doentes (55,5%) já tinham sofrido desta doença anteriormente.

Na segunda fase da investigação, estudámos e analisámos retrospetivamente as histórias de casos de doentes tratados no hospital clínico regional 73

Hospital n.º 1 de Khorezm Viloyat, que totalizou 1.950 pacientes durante o período de investigação. Estes estudos foram efectuados para determinar a eficácia do diagnóstico e do tratamento, bem como para conhecer a rotatividade dos doentes nas instituições médicas. Além disso, o tempo de internamento, o número de recaídas por ano e as complicações dos doentes foram determinados para comparação com os indicadores dos doentes que estiveram sob a nossa observação nos anos seguintes. Os examinados eram mais do sexo masculino (66%) do que do sexo feminino (34%). Não foram encontradas diferenças significativas entre os residentes urbanos e rurais. Os doentes eram maioritariamente jovens, saudáveis, com idades compreendidas entre os 15 e os 46 anos (83,8%).

Na terceira fase da investigação, todos os doentes (1780 doentes) tratados no departamento de gastroenterologia do hospital clínico regional n.º 1 de Khorezm Viloyat em 1993-1997 estiveram sob a nossa observação. De todos os doentes examinados, 70,8 por cento (1270 doentes) eram homens e 29,2 por cento (520 doentes) eram mulheres. A diferença entre os residentes urbanos e rurais era pequena, 52,5 e 47,5%, respetivamente. A classificação da OMS foi utilizada para a distribuição etária. Verificou-se que 33,4% dos doentes eram do sexo masculino e adultos jovens, 28,0% encontravam-se no primeiro período (21-35 anos), 30,8% no segundo período (36-60 anos) da idade adulta, 7,6% eram idosos (61-74 anos) e 0,06% dos doentes eram idosos (75 anos ou mais). Quando os doentes foram divididos em grupos sociais, obtiveram-se os seguintes resultados: 36,0% (640 doentes) eram empregados, 23,5% (418 doentes) eram trabalhadores, 13% (232 doentes) eram pensionistas e inválidos, 9,7% (164 doentes) eram alunos e estudantes, 5,6% (99 doentes) eram donas de casa e 4,3% (76 doentes) eram agricultores colectivos ou membros de explorações agrícolas shirkatnye. Para além disso, 8,5% (151 doentes) eram recrutas.

Todos os doentes estudados foram diagnosticados utilizando métodos clínicos, laboratoriais e radiológicos modernos. O diagnóstico final foi verificado endoscopicamente. Estudar os sintomas clínicos,

Para avaliar as peculiaridades do curso da doença e comparar esses indicadores, os pacientes estudados foram divididos nos seguintes grupos etários (população): 1. Jovens do sexo masculino e adultos jovens, 2. Homens e mulheres em idade madura, 3. Pessoas idosas e senis, 4. Mulheres em idade fértil.

A fim de desenvolver um regime de tratamento ótimo para doentes com NSCLC de todas as idades, estes foram divididos nos seguintes grupos.

O primeiro grupo de 1232 pacientes foi tratado com o tratamento anti-úlcera geralmente aceite, dos quais 532 pacientes foram tratados com a dieta proposta por nós n.º 1 Xz;

O segundo grupo de 72 pacientes que receberam o medicamento antibacteriano bactrim no complexo do tratamento convencional:

O terceiro grupo de 84 pacientes, imunocorretor, tactivin e bactrim foram incluídos no complexo de tratamento convencional;

O quarto grupo de 108 pacientes, imunocorretor imunomodulina e bactrim foram

incluídos no complexo de tratamento convencional;
No quinto grupo de 132 pacientes, o complexo de tratamento convencional incluía imunomodulina, bactrim e remédio local - magnetoterapia; 7
No sexto grupo de 72 doentes, a imunomodulina foi incluída no complexo de tratamento geralmente aceite. O sétimo grupo de 82 pacientes, para os quais a magnetoterapia foi incluída no complexo de tratamento geralmente aceite.
Todos os exames clínicos, laboratoriais e instrumentais foram efectuados antes, durante e após o tratamento; além disso, estes doentes estiveram sob a nossa observação após a alta durante um ano (quadro).
O tratamento antiulceroso geralmente aceite incluía repouso no leito, dieta #1a, Bomeprazol, Almagel, Ranitidina, Metranidazol, em caso de associação de HP Denol, Cloridrato de Tetraciclina, em caso de dor Nochepa, além de Retabolil, Thymalinabromide, Meprobomad.
Para o estudo, foram utilizados métodos modernos utilizados na prática médica. O método clínico incluiu o esquema tradicional: identificação das queixas dos doentes, entrevista subjectiva, métodos de exame de palpação e percussão. O diagnóstico foi efectuado com base na classificação proposta pelos peritos da OMS. A determinação da gravidade do curso do CCMD foi efectuada de acordo com o método proposto com cálculo de pontos (Abdullaev P.B., 2001). As investigações endoscópicas foram efectuadas com um esofagogastroduodenoscópio ("Olympus", Japão). Os estudos radiológicos foram efectuados com a ajuda de um aparelho de raios X "Sirescope" (Simens, Alemanha). Os exames laboratoriais foram efectuados segundo métodos geralmente aceites. A função secretora do estômago foi determinada utilizando o "Gastroscan" (Rússia).
Foram utilizados métodos tradicionais de terapia nutricional para estudar a dieta e desenvolvê-la. Para o efeito, foram tidas em conta as principais propriedades dos pratos locais, a tecnologia de preparação dos pratos nacionais e as tradições nacionais da população local na organização das refeições.
O inquérito às mulheres em idade fértil mostra que a evolução da doença foi principalmente crónica (96%), sendo a evolução aguda de 4%. Verificou-se também que em mais de 1/3 das mulheres a duração da doença era superior a 5 anos. Se tivermos em conta o facto de 92,8% das mulheres examinadas terem idades compreendidas entre os 21 e os 35 anos, é evidente que a doença ocorre cada vez mais cedo. Em 3/4 das mulheres, as recorrências da doença eram de uma a duas vezes por ano. Esta diferença em relação a outros grupos populacionais indica que as mulheres em idade fértil têm uma evolução mais ligeira da úlcera péptica. Verificou-se que 25,7 por cento das mulheres estão sob observação no dispensário e 18,3 por cento não são tratadas regularmente, sendo a razão para tal a baixa segurança financeira da família e a presença constante de um bebé na família. As mesmas razões explicam o incumprimento das dietas em 60,8 por cento das mulheres e 66,8 por cento das mulheres não fazem tratamento preventivo. O estudo das complicações da úlcera péptica mostra que a estenose foi detectada em 66% das mulheres, outras

complicações como a hemorragia (26,8%), a perfuração (5,4%), a malignização (0,2%) foram detectadas em número significativamente inferior (P<0,002).
A dor é um sintoma clínico importante da úlcera péptica em mulheres em idade fértil. Localiza-se mais frequentemente na região epigástrica (65,1%) e, em menor quantidade, à volta do umbigo e na região ilíaca direita (16,3 e 12,6%, respetivamente). 36,6% das mulheres associam a dor à ingestão de alimentos como dor retardada e 35,7% a dores de fome. Metade das mulheres queixou-se de dores constantes e as restantes (40,9%) de dores surdas. 50,1% das mulheres indicaram que a dor se irradia para um local específico, 17,7% indicaram irradiação para as costas, 11,8% à volta do umbigo. Um estudo sazonal mostrou que em 1/3 das mulheres estudadas (62,2%) a doença ocorre na primavera e 26,5% no outono, e 54% das mulheres associaram a dor ao nervosismo.
A análise da ocorrência da síndrome dispéptica mostra que estes sintomas foram observados principalmente após o consumo de alimentos. Assim, os vómitos foram observados em 51,9%, as náuseas em 59,3%, a azia. Em 29,9% das mulheres. Uma das causas importantes dos vómitos foi a sua associação à dor (34,5%). As náuseas ocorreram com o estômago vazio (25,1%) e, por vezes, sem motivo (17,8%). A azia ocorreu e foi associada à dor em 28%, sem relação com a dor em 13,2% e durante o jejum em 12,2%. É interessante o facto de alguns cientistas estrangeiros negarem o papel dos sintomas clínicos no diagnóstico da úlcera péptica, associando-o à ausência destes sintomas em muitos doentes, ou seja, apontavam para o curso latente desta doença. Mas os nossos resultados mostram que esta opinião é errónea para a nossa região. Se tivermos em conta que os vómitos, náuseas, azia e arrotos não ocorrem num número menor de doentes (3,3; 3,2; 3,2 e 1,9 por cento, respetivamente), o facto de em doentes do sexo feminino em idade fértil os sintomas dispépticos ocorrerem constantemente indica claramente a sua peculiaridade. A nossa atenção foi atraída pelo facto de que apenas 1,6 por cento da atividade intestinal das mulheres era normal, 30,9 por cento das mulheres doentes sofriam de obstipação e 33 por cento de flatulência. Em 1/4 das mulheres, verificou-se uma alteração constante da diarreia e da obstipação. Foi observado o facto de quase todas as mulheres terem uma alteração negativa da atividade intestinal. Na nossa opinião, isto não está apenas relacionado com a úlcera péptica, mas também com a influência negativa na atividade intestinal de um fator ecologicamente desfavorável para a nossa região - o fator água.
Tendo em conta o grande papel dos métodos de investigação endoscópicos e radiológicos no diagnóstico da úlcera péptica, efectuámos uma análise comparativa dos dados obtidos. Os resultados mostram que a proporção de localização da úlcera gástrica e duodenal é de 1:5,1, e a frequência de ocorrência é de 14,5 e 74,3% respetivamente, no resto dos pacientes (11,2%) a úlcera estava localizada em ambos os órgãos. Ao estudar a localização da úlcera no estômago, encontrou-se: na parte pilórica em 29% das mulheres examinadas em idade reprodutiva, na pequena curvatura em 723,4%, na parte subcardíaca em 13,8%, na parede anterior e na parte antral, respetivamente, 3% cada; nos outros casos, a localização foi notada na parte

cardíaca, no corpo, grande curvatura e na parede posterior do estômago. No duodeno, a ulceração localizou-se mais frequentemente no seu bolbo (55%) e na parede posterior (20,8%). Curiosamente, o exame endoscópico revelou hiperemia da mucosa em 81,1% das mulheres, enquanto que a atrofia, erosão e hipertrofia não foram observadas na maioria das mulheres - 81,7; 82,8 e 61,4%, respetivamente (P<0,001). É de salientar que a maioria das mulheres examinadas (84,3%) tinha feridas cicatrizadas e feridas longas que não cicatrizavam, mas foram encontradas úlceras de grandes dimensões (mais de 1 cm) em pouco mais de 1/10 mulheres (12,2%), e apenas 0,2% das mulheres doentes tinham mais de duas úlceras. Isto indica uma evolução relativamente mais ligeira da úlcera péptica nas mulheres em idade reprodutiva do que noutros grupos populacionais que vivem em condições ambientais desfavoráveis.

Foi feita uma tentativa de estudar estes factores patogénicos ao estudar a incidência da DCNT em rapazes e homens jovens. O papel do fator genético foi considerado reduzido, sendo a doença mais frequente numa família com um nível médio de vida e de riqueza. Fumar tabaco "nasa" em 78

Os jovens do sexo masculino com idades compreendidas entre os 17 e os 21 anos podem levar a um agravamento da evolução e das complicações da úlcera péptica. Outros factores etiopatogénicos são a alimentação fora de casa, a ingestão de alimentos de má qualidade e a violação das regras de alimentação racional.

No estudo da sintomatologia clínica, verificou-se que a dor na região epigástrica foi mais caraterística nas raparigas com idades compreendidas entre os 16 e os 20 anos (62,1%), não tendo sido observadas diferenças significativas entre os grupos etários estudados quanto à localização da dor. A dor aguda foi observada 1,4 e 1,7 vezes mais frequentemente nos rapazes com idades compreendidas entre os 13 e os 16 anos. Foram observadas caraterísticas distintivas da irradiação da dor nos mesmos jovens, pelo que a localização da dor num local (73,1%) foi 14,5 e 22,8% mais frequente do que nos outros grupos etários. A sazonalidade da doença foi mais acentuada nas raparigas (primavera 62,1%, outono 27,6%) do que nos rapazes (P<0,005). Em termos de caraterísticas dos sintomas de dor, os traços distintivos foram mais frequentes nos jovens do sexo masculino com 13-16 anos, o que está associado a um organismo jovem e a um início precoce da doença. Não foram encontradas diferenças significativas neste sintoma entre os sexos.

Assim como nas mulheres em idade fértil, a síndrome dispéptica foi mais acentuada em meninos e meninas, principalmente nos jovens de 13 a 16 anos. A deteção de vómitos, azia, arrotos e alterações do apetite em 100% dos casos é uma particularidade da nossa região, uma vez que, segundo outros autores, tal ocorrência não foi notada.

No diagnóstico, através de exames endoscópicos e radiológicos, foram reveladas algumas particularidades. Em contraste com os dados da literatura, a relação entre úlcera duodenal e úlcera gástrica era pequena, nos rapazes de 13-16 anos 1:2, nos jovens de 17-21 anos 1:3,4, nas raparigas de 16-20 anos 1:3,5. Dos 2991 doentes de todas as idades examinados, o CPNPC foi detectado em 226 homens e jovens adultos com idades compreendidas entre os 13 e os 21 anos. Deste número, 45 (19,9%) tinham úlcera localizada no estômago e 171 (81,19%) no duodeno. No diagnóstico comparativo entre os métodos endoscópico e radiológico, a discrepância 79 foi encontrada nos homens com idades compreendidas entre os 13 e os 16 anos e nas mulheres com idades compreendidas entre os 16 e os 21 anos. Isto foi especialmente evidente quando se determinou a localização da úlcera no estômago e no duodeno. É interessante notar que a inflamação da mucosa gástrica, ou seja, a hiperemia, a atrofia, a erosão e a quantidade de muco no estômago, foi mais acentuada nos jovens do sexo masculino com idades compreendidas entre os 17 e os 21 anos do que nos outros grupos etários (P<0,005). É de salientar que, nos doentes destes grupos etários, o número de úlceras foi o menor. Assim, apenas uma úlcera foi detectada em 86% dos jovens do sexo masculino com 13-16 anos, 96,4% dos jovens do sexo masculino com 17-21 anos e 92,9% das jovens do sexo feminino com 16-20 anos. Isto explica-se pela idade jovem, pelos fortes mecanismos compensatórios e adaptativos do organismo, bem como pela menor exposição a vários factores nocivos.

Ao estudar os AINEs em doentes idosos e senis, tivemos em conta a presença de doenças concomitantes, das quais as alterações nos vasos sanguíneos cerebrais e periféricos foram observadas em 19%, a doença do sistema cardiovascular em 17,5%, outras doenças gastroenterológicas em 21,5%, doenças do sistema geniturinário em 21,7%, doenças do sistema nervoso em 17,6% dos doentes examinados, também tivemos em conta o facto de 76,5% dos doentes idosos e senis não fumarem tabaco "us", 83,5% cigarros, 78% não consumirem bebidas alcoólicas, pelo que a influência negativa destes maus hábitos no presente para estes doentes era mínima. Mas 41% dos doentes idosos não seguiam a ordem da dieta racional, 37% seguiam a ordem da dieta por vezes e 66,2% dos doentes idosos não seguiam a dieta. São estes factores que identificamos como factores negativos que agravam o processo patológico e contribuem para as constantes recidivas da doença. O facto de em 67,5% dos doentes a duração da doença ser superior a 5 anos indica o carácter duradouro da doença. Nas pessoas idosas e senis, as dores localizavam-se mais frequentemente nas regiões epigástrica e ilíaca direita e manifestavam-se mais frequentemente após as refeições, sob a forma de dores retardadas e de fome. Nestes doentes, a sazonalidade foi mais acentuada (93,5%) do que noutros grupos populacionais (P<0,005). Atraído 80

Chamamos a atenção para o facto de todos os doentes do sexo masculino e feminino em idade idosa e senil apresentarem sintomas clínicos muito fracos ou inexistentes, pelo que o sintoma de Mendel foi positivo em 29% dos doentes. Tal como noutros grupos populacionais, este indicador era 2,5-2,8 vezes superior. O mesmo padrão foi encontrado no estudo dos sintomas dispépticos, ou seja, estes sintomas eram fracos e raramente expressos, ocorrendo maioritariamente após as refeições. Os resultados dos estudos endoscópicos e radiológicos praticamente não diferiram dos indicadores de outros grupos populacionais estudados, sendo de salientar que as úlceras "gigantes" múltiplas e de grandes dimensões do estômago e do duodeno estavam praticamente ausentes nos doentes idosos e senis.

Ao estudar as particularidades da evolução do CCMD em diferentes grupos

populacionais, tornou-se necessário estudar a incidência, as particularidades da evolução e as medidas de diagnóstico num aspeto comparativo, uma vez que isso permitiria desenvolver um esquema aceitável de diagnóstico e tratamento da doença.
A síndrome da dor foi estudada em rapazes e raparigas de 13 a 16 anos, jovens adultos de 17 a 21 anos, homens e mulheres de idade madura de 21 a 60 anos e indivíduos idosos e senis de 60 a 90 anos.
Não se registaram diferenças significativas na localização da dor no que diz respeito à idade. Em todos os doentes, a dor foi mais frequentemente encontrada na região epigástrica, o que ocorreu em 53,9-62,7% dos doentes examinados. É de notar que a localização das dores à volta do umbigo foi significativamente mais importante nas mulheres do que nos homens - $P < 0,002$ (respetivamente nas mulheres de 21-35 anos 22,9%; nas mulheres de 36-55 anos 24,2%; 56-74 anos 25,3%). Não se registaram diferenças significativas entre os grupos etários na associação da dor com a ingestão de alimentos. As dores agudas incomodavam mais frequentemente os doentes mais jovens, enquanto os doentes idosos e senis eram principalmente incomodados por dores surdas. Aparentemente, este facto está relacionado com alterações no organismo dos idosos e com a "velhice" da origem das úlceras. Em termos de irradiação da dor, não foram observadas alterações praticamente perceptíveis nos diferentes grupos populacionais ($P>0,05$). Não foram observadas diferenças por sexo. O facto de a irradiação da dor em determinados locais nos jovens de 13-16 anos ser 15-16% mais elevada do que nos outros grupos etários (respetivamente 73,1 e 57-58%) explica-se pela evolução mais acentuada do processo inflamatório e também pelo início da doença ulcerosa.
A sazonalidade da dor em todos os doentes está associada às estações da primavera e do outono, que representam 84% a 93% dos doentes examinados. É de notar que quanto mais jovem é o organismo, menos pronunciada é a sazonalidade, que está associada ao estado do organismo, determinado pelo estilo de vida dos adultos.
O sintoma de Mendel é particularmente revelador. Verificou-se que quanto mais jovem é o organismo, mais provável é a deteção deste sintoma. Assim, se nos rapazes de 13-16 anos o sintoma de Mendel foi positivo em 80% dos casos, nos jovens de 17-21 anos este indicador foi de 64,9%, e nos idosos de ambos os sexos o sintoma de Mendel positivo revelou-se com menor fiabilidade, respetivamente 29,0 e 26,5% ($P<0,001$). Na nossa opinião, é inadequado utilizar este sintoma como determinante em indivíduos idosos e senis.
Tendo em conta os sucessos da dietética moderna, acreditamos que a organização de uma nutrição racional e de uma dietoterapia é um fator importante para o tratamento da doença e para a redução da incidência de IBDD. Ao estudar esta questão, chegámos à conclusão de que é necessário fazer adições à dieta existente, tendo em conta as condições locais. Melhorámos e racionalizámos as condições e regras da dieta anti-úlcera e definimos uma lista de refeições para este fim. As condições e regras incluem o fornecimento das necessidades fisiológicas do organismo com os nutrientes necessários; o estudo da influência da nutrição no metabolismo, na atividade do trato

gastrointestinal, tendo em conta as peculiaridades climáticas e geográficas e as tradições nacionais; a organização da dieta anti-úlcera tendo em conta a nutrição da população local;

assegurar a melhor assimilação da tecnologia culinária responsável por estas pessoas na preparação de pratos para a dieta anti-úlcera; fornecer a composição dos pratos com um conjunto completo de composição nutricional e valor energético; ter em conta a preservação mecânica, química e térmica da mucosa gástrica na seleção de pratos para a dieta anti-úlcera.

Ao desenvolver uma dieta anti-úlcera, utilizámos a dieta n.º 1 Uzb juntamente com a dieta n.º 1a, 16,1. Nesta base, desenvolvemos e propusemos para aplicação prática a dieta n.º 1 Khz (Khorezm). Esta dieta é usada como uma dieta anti-úlcera e é recomendado 12-15 dias após a nomeação de dietas №1a e №16. O objetivo da utilização da dieta No. 1 Khz é mecânica, química e térmica poupando a mucosa gástrica e recuperação mais rápida do organismo com uma diminuição acentuada na recorrência da doença. A dieta é constituída por nutrientes básicos (proteínas, gorduras, hidratos de carbono, etc.). A peculiaridade da quantidade fisiológica é a restrição de sal de mesa até 8-10 gramas, açúcar até 30 g, pratos que contêm fibras grosseiras e inclusão de pratos locais, o que é habitual para estes doentes.

Valor energético 2950 kcal. Composição em nutrientes: proteínas 100 gr gorduras 89 gr (das quais 1/3 óleo vegetal), hidratos de carbono 293,7 gr peso líquido do líquido 1,5 litros. O peso da comida de um dia é de cerca de 3 kg (tabela). A ordem das refeições é fraccionada - 4-5 vezes por dia, no tempo quente a maior parte das calorias são transferidas para as horas frescas do dia (manhã e noite).

Além disso, com base na dieta n.º 1 Khz, desenvolvemos um menu semanal, tendo em conta o local de residência dos doentes, o grau de disponibilidade de alimentos na população local, as capacidades tecnológicas das instalações de preparação de alimentos e a situação financeira da instituição médica. As ementas são preparadas separadamente para as instituições médicas da cidade e das zonas rurais. Recomenda-se a inclusão de mais pratos nacionais uzbeques e locais de Khorezm no menu dos hospitais rurais e distritais, que tem 83

clínica e custo-eficácia.

Tendo em conta a utilização generalizada do tabaco "us" entre a população dos países da Ásia Central, interessou-nos conhecer a influência deste hábito nocivo na evolução da morbilidade. Foram observados 113 doentes com úlcera péptica, 50 dos quais consumiam e 40 não consumiam tabaco "us". 23 doentes que deixaram de fumar "us" após a admissão no hospital constituíram um grupo à parte. Os resultados mostram (Quadro) uma diminuição significativa de 6,3 dias ($P<0,001$) do tempo de internamento nos doentes não fumadores de "us". Os mesmos indicadores fiáveis foram obtidos quando se estudou o tempo de cicatrização da úlcera e o tempo de desaparecimento das manifestações subjectivas ($P<0,05$). Isto indica um efeito negativo do tabaco fumado "nos" sobre a evolução da úlcera péptica.

A determinação da gravidade da evolução da doença é importante para o sucesso do tratamento dos doentes com DCJ.

Por isso, tendo em conta as queixas dos doentes, as manifestações clínicas da doença e a ocorrência de NAD em diferentes grupos populacionais, foi desenvolvido um cartão de diagnóstico especial "Algoritmo para avaliar a gravidade do curso da NAD", que permite avaliar a gravidade por pontos. O cartão de diagnóstico é composto por duas partes: passaporte e avaliação. A parte do passaporte contém os dados do doente; na parte da avaliação, com base nas queixas e nos sintomas clínicos do doente, o médico atribui pontos ao médico examinado, depois os pontos são somados, comparados com a norma e avaliados (Abdullaev P.B., 2001).

Este método permite avaliar mais claramente a gravidade do curso da DCJD, o que, por sua vez, melhora o diagnóstico da doença e ajuda a escolher as tácticas de tratamento corretas para o doente. A importância deste método aumenta nos centros médicos rurais e nas instituições médicas periféricas, onde não estão disponíveis equipamento dispendioso e investigações instrumentais.

Juntamente com a terapia dietética, efectuámos o tratamento medicamentoso de doentes com CCMD. Os doentes foram divididos em 7 grupos. Clínica e endoscópica

84

Antes e depois do tratamento, foram efectuados exames, determinação do HP, determinação da função de formação de ácido gástrico e da atividade do sistema imunitário.

A análise dos resultados obtidos mostra que os diferentes métodos de tratamento têm efeitos diferentes nos parâmetros clínicos e endoscópicos. A inclusão de bactrim, imunomodulina e magnetoterapia no complexo de tratamento convencional teve o efeito mais positivo, pelo que o tempo de hospitalização dos doentes foi de 15,6±2 dias, contra 34,4±3,1 dias no grupo de doentes que recebeu apenas tratamento convencional ($P<0,001$). Os mesmos indicadores foram obtidos quando se determinaram os prazos de desaparecimento dos sintomas subjectivos nos doentes (respetivamente 2,7±0,3 e 10,6+1,1 dias). É interessante notar que em todos os grupos se verifica uma diminuição fiável dos prazos de internamento hospitalar nos doentes do que nos doentes do grupo de controlo.

Verificou-se que no quinto grupo de doentes, em que bactrim, imunomodulina e magnetoterapia foram incluídos no complexo, foram obtidos os melhores resultados fiáveis, o que indica a escolha do esquema de tratamento ideal. É interessante que a introdução do imunocorretor no complexo de tratamento dos doentes conduza a resultados positivos mais rápidos do que nos doentes de outros grupos. É de salientar que quanto mais depressa os sintomas subjectivos dos doentes desaparecerem, mais depressa a calma e a fé na recuperação regressam, o que leva a uma normalização mais rápida de outros indicadores. A redução do período de permanência dos doentes no hospital é economicamente vantajosa não só para o Estado, mas também para o próprio doente nas nossas condições. Gostaríamos de sublinhar que os prazos de cicatrização das úlceras também se reduzem drasticamente, no quinto grupo este índice diminui 2-3 vezes, no quarto grupo - 2 vezes, no terceiro e sexto grupos - 1,8

vezes em relação ao grupo de controlo (P<0,001).
Um dos factores importantes é aumentar o grau de erradicação do HP. Verificou-se que a inclusão de um medicamento antibacteriano no complexo de tratamento acelera e torna eficaz a erradicação do HP. E o uso combinado de OL, bactrim, imunomodulina e magnetoterapia leva a erradicação ao nível máximo.
Ao determinar a secreção gástrica basal e estimulada, verificou-se que a acidez total e livre após o tratamento diminuiu significativamente para valores normais, mas deve notar-se que em todos os grupos estas diminuições foram observadas sem diferenças significativas entre si, indicando que não houve efeito significativo na função de formação de ácido do estômago dos medicamentos utilizados em várias combinações.
A determinação do estado imunitário em doentes com úlcera péptica mostra que estes têm uma imunodeficiência secundária profunda, caracterizada principalmente por uma diminuição dos linfócitos T e da atividade fagocítica dos neutrófilos, embora o número relativo de linfócitos B não tenha diminuído significativamente, o défice foi observado nos índices absolutos, o que indica a gravidade da imunodeficiência B. Após as medidas terapêuticas anti-úlcera, muitos índices aumentaram significativamente, mas não atingiram os valores normais, o que parece estar relacionado com um curto período de observação imunológica. A eficácia imunocorreguladora mais pronunciada foi estabelecida nos grupos de doentes, em que o complexo de OL incluía imunomodulina e bactrim, bem como imunomodulina, bactrim e magnetoterapia, em que a percentagem de aumento fiável dos parâmetros imunológicos foi de 100%: Do acima exposto decorrem as seguintes conclusões:
— foram reveladas as peculiaridades do curso da dor e das síndromes dispépticas, bem como os indicadores de investigações endoscópicas de AINEs em homens jovens (13-16 anos) e mulheres jovens (16-21 anos), em contraste com pacientes de idade madura, idosa e velha e mulheres em idade fértil;
— A manifestação menos pronunciada da dor, da dispepsia e de outros sintomas clínicos de CCCJ em idosos e doentes idosos do que noutros grupos populacionais inquiridos da região do sul do Mar de Aral foi estabelecida, em particular, por uma menor deteção do sintoma positivo de Mendel;
— Os factores de risco etiológicos para a ocorrência de DNS na região de Priaralie do Sul, juntamente com a violação da dieta, o tabagismo, a violação da proporção de factores protectores agressivos, incluem também factores ambientais desfavoráveis da água e do solo;
— O cartão de diagnóstico desenvolvido para avaliar a gravidade do curso da DCJD expande as capacidades de diagnóstico da doença e reduz de forma fiável os erros clínicos subjectivos do médico;
— Uma imunodeficiência secundária profunda, caracterizada por uma diminuição dos linfócitos T e da atividade fagocitária dos neutrófilos, foi revelada na atividade do sistema imunitário dos doentes com DCJ. A utilização de imunomodulina e de tactivina teve a mesma eficácia clínica e imunocorreguladora;
— recomendado como dieta anti-úlcera No.1 Khz, incluindo pratos nacionais

uzbeques e locais de Khorezm, teve um efeito positivo no tratamento de doentes com DII na nossa região e aumentou significativamente o período de remissão da doença;

— com base na dieta anti-úlcera n.º 1 Khz desenvolvida e recomendada no menu prático de cuidados de saúde - esquema para 7 dias separadamente para instituições médicas urbanas e rurais, tendo em conta o grau de disponibilidade alimentar da população local, as capacidades tecnológicas dos locais de preparação de alimentos, a situação financeira da instituição médica;

— A inclusão de um medicamento antibacteriano - bactrim, de um imunocorretor - imunomodulina e de um remédio local - magnetoterapia no complexo de tratamento convencional anti-úlcera dos doentes teve uma eficácia clínica positiva fiável.

Os resultados do estudo foram realizados no centro médico multidisciplinar regional da região de Khorezm, na filial de Khorezm do Centro Científico Republicano de Cuidados Médicos de Emergência, na Policlínica Central de Urgench e nas associações médicas dos distritos de Khanka e Khiva. Foram analisadas as histórias de casos de 1000 pacientes com doenças do sistema hepatobiliar nos arquivos das clínicas da região de Khorezm de 2006 a 2016. Destes, foram selecionados para estudo posterior e analisados exaustivamente os processos de 239 doentes com cirrose hepática.

A análise ABC é uma análise retrospetiva, cuja essência é avaliar a utilização racional do dinheiro durante um determinado período de tempo por três grupos. Quando os medicamentos são atribuídos aos grupos A, B e C, o grupo A representa 80% das despesas totais, o grupo B 15% e o grupo C 5%.

A análise VEN é utilizada para avaliar a qualidade da evidência para a utilização da farmacoterapia. A essência da análise VEN é a distribuição dos medicamentos utilizados numa unidade de cuidados de saúde durante um período de tempo selecionado, de acordo com o nível de importância vital. Isto permite uma avaliação formal da correção da prescrição de medicamentos para uma determinada patologia.

Num estudo científico intitulado "Peculiaridades da prevalência de doenças do sistema hepatobiliar na região de Khorezm" realizado por investigadores da filial de Urgench da TMA, a informação necessária das histórias de casos de 1000 pacientes com doenças do sistema hepatobiliar para o período de 2006 a 2016 em certos hospitais da região de Khorezm foi estudada retrospetivamente utilizando métodos farmacoepidemiológicos. Do número total de pacientes examinados, 64% eram mulheres e 36% eram homens. Os dados mostram que a incidência de doenças do sistema hepatobiliar nas mulheres é 1,8 vezes superior à dos homens.

No decurso do estudo, ao analisar os dados sobre o local de residência dos doentes, verificou-se que 62% dos examinados viviam em zonas rurais e 38% em zonas urbanas. Isto indica que a doença do sistema hepatobiliar é 1,6 vezes mais elevada entre a população rural do que entre a população que vive na cidade.

A análise da idade dos doentes examinados mostrou que a idade média de todos os doentes examinados na região era de 49,5±10,3 anos. A análise destes doentes por categorias de idade revelou: 1) menores, ou seja, crianças - 5 pessoas; 2) entre 18 e 60 anos, ou seja, meia-idade - 835 pessoas; 3) mais de 60 anos, ou seja, idosos - 160 pessoas.

No estudo, a duração do tratamento na região foi de até 10 dias em 599 doentes, de 10 a 20 dias em 363 doentes, 20 doentes de 20 a 30 dias e 18 doentes mais de 1 mês. Os dados mostram que a grande maioria dos doentes, ou seja, 96,2 por cento, foram tratados até 20 dias. Apenas 3,6 por cento dos doentes foram tratados durante mais de 20 dias.

A análise realizada por tipos nosológicos de doenças detectadas nestes pacientes mostrou que, de 1000 pacientes examinados na região, 142 foram diagnosticados com colecistite, 415 com hepatite, 3 com carcinoma hepatocelular, 201 com hepatite crónica e 239 com cirrose hepática (Tabela).

Taxas de morbilidade por tipos nosológicos nos 1000 doentes estudados

№	Nome	Buraco cistite	Hepatite	Maligno tumor tumor fígados	Transição da hepatite crónica para a DRC	PC
1	Khiva distrito associação médica	56	80	-	64	49
2	Raion Khankinsky associação médica	59	65	-	82	46
3	Instituições médicas da cidade de Urgench	27	270	3	55	144
	Total:	142	415	3	201	239

Assim, verificou-se que a incidência de doenças hepatobiliares na província de Khorezm é 1,8 vezes mais elevada entre as mulheres do que entre os homens. Em comparação com os dados da literatura, no número total de doentes tratados por doenças hepatobiliares na província de Bukhara, a proporção de mulheres era de 51% e na província de Navoi a proporção de homens era de 55%. Daqui se conclui que não existe um padrão específico na frequência das doenças hepatobiliares.

Com base no que precede, conclui-se que, durante o estudo, dos 1000 doentes com doença hepatobiliar, foram selecionadas as histórias de casos de 239 doentes com cirrose hepática para uma análise mais aprofundada e analisadas em pormenor em fases posteriores do estudo. Dos 239 doentes com cirrose na altura do estudo, 123 eram do sexo feminino e 116 do sexo masculino. Relativamente à idade, 56 (23%) tinham entre 18 e 40 anos, 138 (59%) tinham entre 41 e 60 anos e 45 (18%) tinham 61 anos ou mais. Destes doentes, 3,3% tinham o ensino superior, 41,0% o ensino secundário especializado e 55,7% o ensino secundário. Destes doentes, 33% eram habitantes de zonas urbanas e 67% eram habitantes de zonas rurais. Os resultados da análise da duração do curso da doença nestes doentes foram os seguintes: em 28% dos doentes - de 1 a 5 anos, 38% dos doentes - de 5 a 10 anos e 34% dos doentes mais de 10 anos.

No total, foram utilizados 1532 medicamentos durante o período do estudo. Isto indica que cada um dos 239 doentes com cirrose hepática tomou uma média de 6,4 medicamentos. Ao mesmo tempo, ao analisar o número (frequência) de utilização de todos os medicamentos por grupos farmacológicos, verificou-se que o indicador mais elevado pertence aos hepatoprotectores (Tabela).

Número de utilizações de todos os grupos de medicamentos utilizados por Doentes com cirrose

№	Grupos de medicamentos utilizados	Unidade de medida
1	Hepatoprotectores	534
2	Preparados vitamínicos	194
3	Agentes que afectam o metabolismo da água e do sal	155
4	Diuréticos e saluréticos	152
5	Sangue e substitutos do sangue	103
6	Medicamentos que afectam o sistema cardiovascular	95
7	Antiespasmódicos e analgésicos	56
8	Agentes antibacterianos	39
9	Agentes que melhoram a circulação sanguínea no cérebro	37
10	Medicamentos que afectam o sistema de coagulação do sangue	32
11	Preparações enzimáticas	31
12	Medicamentos hormonais	24
13	Imunomoduladores	22
14	Agentes hipotensores	17
15	Outros medicamentos	41
Total:		**1532**

Este valor corresponde a 34,9% do total de medicamentos utilizados e mostra que cada doente recebeu uma média de 2,2 hepatoprotectores. No entanto, 15 doentes não utilizaram qualquer hepatoprotector e os utilizados foram utilizados em 224 doentes, tendo-se verificado que foi utilizada uma média de 2,4 hepatoprotectores por doente. Isto implica que a utilização de fármacos de base em doentes com cirrose foi de 37,5% e os restantes 62,5% foram utilizados como fármacos secundários. Este facto prova mais uma vez que, devido à utilização insuficiente de hepatotrópicos, é impossível obter uma boa eficácia no tratamento da cirrose hepática.

Verificou-se que 12,7% dos medicamentos utilizados eram vitaminas, que foram os segundos mais utilizados, 10,1% eram medicamentos que afectam o metabolismo da água e do sal e 10,0% eram diuréticos e saluréticos. A frequência de utilização de outros grupos listados na tabela foi inferior a 10,0%.

Considerando que os medicamentos mais utilizados são hepatoprotectores e constituem o principal material de estudo deste trabalho, observou-se o seguinte padrão quando analisados por tipo de medicamento e frequência de utilização de cada medicamento .

Frequência de utilização de agentes hepatoprotectores utilizados por por doentes com cirrose

№№	Hepatoprotectores	Frequência
1	Fosfolípidos essenciais	161
2	Riboxina	128
3	UDCC	59
4	Tiotriosalina	54
5	Carsil	38
6	Apkasul	21
7	Hepa-merz	13
8	Ademetionina	10
9	Antral	10
10	Sirepar	9
11	Liv-52.	8
12	Essel forte	8
13	Bonjigar	6
14	Ácido lipóico	2
15	Hepatoritz	4
16	Fosfogliv	1
17	Rezalut	1
18	Sibectan	1
Total:		**534**

Dos 36 nomes dos hepatoprotectores estudados, 18 não foram utilizados de todo pelos doentes. Os hepatoprotectores utilizados foram utilizados separadamente e em combinação. Em 6,9% (15 doentes) dos 239 doentes não foram utilizados hepatoprotectores, 23,4% (56 doentes) - foi recomendado um hepatoprotector, entre os quais os mais frequentemente utilizados foram fosfolípidos essenciais e UDCA, 29,7% (71 doentes) - combinação de dois medicamentos, a combinação mais frequente foi fosfolípidos essenciais-riboxina, 26,4% (63 doentes) - combinação de três medicamentos, a combinação mais frequente foi a de fosfolípidos essenciais-riboxina-carsil, 13,0% (31 doentes) - combinação de quatro fármacos, a combinação mais frequente foi a de fosfolípidos essenciais-riboxina-tiotriosalina-UDHC, 1,3% (3 doentes) - combinação de cinco fármacos, a combinação mais frequente foi a de fosfolípidos essenciais-UDHC-riboxina-ademetionina-tiotriosalina.

Quando estudámos a frequência dos hepatoprotectores utilizados durante o tratamento, 18 tipos de hepatoprotectores foram utilizados 534 vezes em 224 doentes. Destes, os fosfolípidos essenciais foram utilizados em 161 doentes - 1º lugar (30,2%), a riboxina - 128 doentes - 2º lugar (24,0%), o UDCA - 59 doentes - 3º lugar (11,1%), tiotriosalina - 54 doentes - 4º lugar (10,1%), Karsil - 38 doentes - 5º lugar (7,1%), Apcasul - 21 doentes - 6º lugar (4,0%), Hepato-merz - 13 doentes - 7º lugar (2,4%), ademetionina e antral - cada um para 10 pacientes - 8º lugar (1,9% cada, 3,8% total), sirepar - 9 pacientes - 9º lugar (1,7%), liv-52 e essel-forte - cada um para 8 pacientes - 10º lugar (1,5% cada, 3,0%), bonjigar - 6 doentes - 11º lugar (1,1%), ácido lipóico - 2 doentes - 12º lugar (0,4%), preparações phosphogliv, resalut, sibectan - 13º lugar - cada uma para 1 doente (0,2% cada, 0,6% no total).

Como já foi referido, 18 dos 36 nomes dos hepatoprotectores estudados não foram utilizados durante o internamento e os outros 18 foram utilizados com sucesso: 214 (89,5%) dos 239 doentes tratados melhoraram o seu estado geral e 16 (6,7%) praticamente não tiveram alterações, 5 (2,1%) pioraram o seu estado geral e 4 (1,7%) morreram. A análise dos prontuários médicos dos pacientes mostrou que a piora do quadro e a ocorrência de desfechos letais não estavam relacionados aos hepatoprotetores utilizados, mas ao estado geral extremamente grave dos pacientes.

Ao analisar a frequência de hepatoprotectores utilizados por formas de dosagem, verificou-se que as ampolas foram as mais utilizadas, representando 70% do total de medicamentos utilizados (Fig.). A menor frequência foi em frascos, que representou 1,3%.

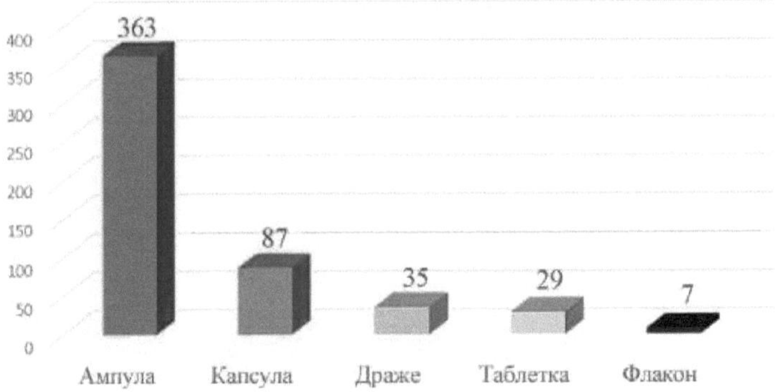

Frequência das formas de dosagem de hepatoprotectores utilizadas por doentes com cirrose hepática.

por doentes com cirrose hepática.

A maior parte dos hepatoprotectores utilizados foram formas injectáveis, que representaram 71,3% da frequência total de hepatoprotectores utilizados. As formas orais foram utilizadas com menor frequência: cápsulas - 16,6%, drageias - 6,6%, comprimidos - 5,5%.

Os dados mostram que os hepatoprotectores injectáveis são utilizados com mais frequência do que os hepatoprotectores orais no tratamento hospitalar da cirrose.

Com base nos resultados obtidos, pode concluir-se que a cirrose hepática, em termos de frequência de ocorrência, é mais elevada nas mulheres do que nos homens. O estudo dos doentes por idade mostrou que é mais comum em pessoas com idades compreendidas entre os 40 e os 60 anos do que em pessoas com menos de 40 e mais de 60 anos. Isto pode ser explicado pelo facto de a doença ser assintomática nas fases iniciais e de os doentes terem menos probabilidades de serem diagnosticados numa fase precoce devido ao encaminhamento tardio para um médico, e é menos comum em pessoas com mais de 60 anos de idade, sendo possível concluir que têm frequentemente um desfecho fatal devido a complicações. Além disso, o número de pacientes que vivem em áreas urbanas é duas vezes menor do que em áreas rurais, o que indica que a população rural tem baixa cultura médica ou baixa autoestima em comparação com a população urbana e, portanto, raramente procura ajuda médica. Na grande maioria desses pacientes, a doença durou de 5 a 10 anos ou mais. Entre os medicamentos utilizados no seu tratamento, o lugar principal foi ocupado pelos hepatoprotectores, que representaram uma média de 2,4 hepatoprotectores por doente. Seguiram-se as vitaminas, os medicamentos que afectam o metabolismo da água e do sal e os diuréticos. O nível de utilização dos outros grupos foi muito baixo.

Dos 36 hepatoprotectores estudados, 18 não foram utilizados de todo pelos doentes e os outros 18 foram utilizados 534 vezes individualmente e em combinação. Ao mesmo tempo, os fosfolípidos essenciais, a riboxina, o UDCA e a tiotriosalina, cada um dos fármacos, foram utilizados em mais de 10% dos doentes, e a frequência de utilização de outros hepatoprotectores não atingiu os 10%.

Durante o período de estudo, verificou-se que foi utilizada uma média de 6,4 medicamentos diferentes por doente, incluindo uma média de 2,4 hepatoprotectores. Verificou-se que a utilização de medicamentos de base

em pacientes tratados para cirrose foi de apenas 37,5%, e os restantes 62,3% eram medicamentos menores. Este facto sugere que a boa eficácia no tratamento da cirrose pode não ser alcançada devido à utilização insuficiente de agentes hepatotrópicos incluídos nas normas de tratamento da cirrose. No entanto, apesar disso, o estado geral de 89,5 por cento dos doentes tratados nas unidades de saúde regionais melhorou. A maioria dos hepatoprotectores utilizados era injetável, representando 71,3% do número total de hepatoprotectores utilizados. Isto confirmou a ideia de que os doentes com cirrose hepática devem ser administrados por via parentérica devido a uma diminuição significativa da absorção no trato gastrointestinal.

Comparando os resultados obtidos com os dados de estudos anteriores, verificamos que, nos oblastos de Bukhara e Navoi, durante o tratamento hospitalar de doenças do sistema hepatobiliar, as preparações de fosfolípidos essenciais e o Karsil foram utilizados principalmente sob a forma injetável em mais de 80% dos casos; no oblast de Khorezm, os fosfolípidos essenciais foram utilizados principalmente no tratamento da cirrose hepática, 54%, na maioria dos casos, efetivamente utilizados sob a forma injetável. A utilização de UDCC foi de apenas 5% nos oblastos de Bukhara e Navoi e de 11% no oblast de Khorezm.

Assim, nos oblastos de Bukhara e Navoi, os fosfolípidos essenciais e o Karsil foram amplamente utilizados como tratamento principal em doentes com doenças do sistema hepatobiliar e, no oblast de Khorezm, os fosfolípidos essenciais e a riboxina foram amplamente utilizados no tratamento da cirrose hepática. "Pharmacoeconomic analysis of hepatoprotectors used in patients with liver cirrhosis in some treatment and prevention institutions of Khorezm region" (Análise farmacoeconómica dos hepatoprotectores utilizados em doentes com cirrose hepática em algumas instituições de tratamento e prevenção da região de Khorezm), analisou igualmente o custo do tratamento de doentes com cirrose hepática utilizando análises ABC/VEN como análise farmacoeconómica.

As histórias de casos de pacientes tratados com doenças do sistema hepatobiliar e cirrose hepática em hospitais regionais de 2006 a 2013 foram selecionadas para estudo retrospetivo, a informação sobre medicamentos adquiridos pela região de Khorezm "Dori-Darmon" JSC a partir do orçamento estatal para instituições de tratamento e cuidados preventivos foi fornecida a partir de todos os orçamentos estatais da região para o período de 2012 a 2016. As análises ABC/VEN da farmacoterapia efectuada em doentes tratados nestes anos foram realizadas de forma mais pormenorizada nas histórias de casos de doentes tratados como pacientes internados nas instalações de tratamento e prevenção da região em 2013, bem como com base em informações sobre os medicamentos adquiridos a partir do orçamento estatal para as instalações de tratamento e prevenção da "Dori Darmon" JSC na região de Khorezm, fornecidas por todos os orçamentos estatais da região.

A análise ABC de algumas caraterísticas dos medicamentos adquiridos pela JSC "Dori-Darmon" da região de Khorezm em 2013, a expensas do orçamento estatal das instituições médicas e preventivas fornecidas por todos os orçamentos estatais da região, foi a seguinte (quadro).

Análise ABC dos medicamentos recebidos pela JSC "Dori-Darmon" da região de Khorezm em 2013 durante a aquisição a expensas do orçamento do Estado

Grupos	Fundos gastos em medicamentos (percentagem)	Número de medicamentos	
		Por. títulos	Percentagem
A	79	16	14,0
B	15	30	25,0
C	6	72	61,0
Total:	100	118	100

Durante o ano, foi adquirido um total de 118 artigos de vários medicamentos no montante de 3 363 158 522,73 UZS (três mil milhões, trezentos e sessenta e três milhões, cento e cinquenta e oito mil, quinhentos e vinte e dois UZS 73 tyiin). Destes, 2.668.593.723,88 (dois mil milhões seiscentos e sessenta e oito milhões quinhentos e noventa e três mil setecentos e vinte e três UZS 88 tyiin) medicamentos pertencentes ao grupo A de 16 itens e representaram 79,0 por cento da despesa total. Os medicamentos pertencentes ao grupo B de 30 artigos totalizaram UZS 502.717.865,37 (quinhentos e dois milhões setecentos e dezassete mil oitocentos e sessenta e cinco mil UZS 37 tiyin), o que representou 15,0% do custo total. Os medicamentos pertencentes ao grupo C de 72 artigos perfazem o montante de 191.846.933,48 soums (cento e noventa e um milhões oitocentos e quarenta e seis mil novecentos e trinta e três soums 48tiyin), o que representa 6,0% do custo total.

A análise do VEN (Tabela) desses medicamentos foi realizada em relação às doenças do sistema hepatobiliar estudadas. Os resultados da análise são os seguintes: a categoria V, ou seja, os medicamentos essenciais, compreende 14 dos 118 itens, representando 12% e 6% da despesa total, ou seja, 200.820.406,49 (duzentos milhões oitocentos e vinte mil quatrocentos e seis soums 49 tiyin). A categoria E, ou seja, os medicamentos de primeira necessidade mas não absolutos, incluía 55 artigos, que representavam 46,5% e 53% do total das despesas com eles, ou seja, 1.788.844.145,32 (mil milhões setecentos e oitenta e oito milhões oitocentos e quarenta e quatro mil cento e quarenta e cinco soums 32 tiyin) soums. A categoria N, ou seja, medicamentos de valor duvidoso, inclui 49 artigos, o que corresponde a 41,5 por cento e 41 por cento do total das despesas com os mesmos, ou seja, 1 373 493 970,92 (mil milhões trezentos e setenta e três milhões quatrocentos e noventa e três mil novecentos e setenta e três mil cento e setenta e cinco somas 92 tiyin) UZS.

Análise VEN dos medicamentos recebidos no âmbito da aquisição da empresa "Dori Darmon" JSC

Região de Khorezm em 2013 a expensas do orçamento de Estado

Categoria	Quantidade de droga em cada categoria (percentagem)	Percentagem de fundos gastos em cada categoria (percentagem)
V	12	6
E	46,5	53
N	41,5	41

A análise ABC dos agentes farmacoterapêuticos utilizados no tratamento hospitalar de doentes com cirrose hepática em alguns hospitais da região de Khorezm foi a seguinte (quadro). Os medicamentos pertencentes ao grupo A de 8 artigos totalizaram 1.848.122,48 (um milhão oitocentos e quarenta e oito mil cento e doze somas 48 tiyin) somas, o que representou 80,5% do custo total. Os medicamentos pertencentes ao grupo B de 16 artigos totalizaram 347.009,99 soums (trezentos e quarenta e sete mil e nove soums 99 tiyin) e representaram 15,0% do custo total. Os medicamentos pertencentes ao grupo C, com 20 artigos, totalizaram 99.951,98 soums (noventa e nove mil novecentos e cinquenta e um soums 98 tiyin), o que representou 4,5% do custo total.

Os resultados da análise VEN da farmacoterapia (Fig. 2) em pacientes internados curados de cirrose hepática em alguns hospitais da região foram os seguintes: Categoria V, ou seja, medicamentos vitais de 11 itens, cujo montante total foi de 1.353.492,31 (um milhão trezentos e cinquenta e três mil quatrocentos e noventa e dois soum 31tiyin). Categoria E, ou seja, medicamentos de alta necessidade de 18 artigos, cujo montante total foi de 750 040,75 (setecentos e cinquenta mil e quarenta rublos e 75 tiyin). Categoria N, ou seja, preparações de importância duvidosa de 15 artigos, cujo montante total ascendia a

191.541,39 (cento e noventa e um mil quinhentos e quarenta e um somas 39 tiyin).

Análise PWA dos fármacos utilizados

por pacientes hospitalizados com cirrose hepática nos serviços de internamento de alguns hospitais da região de Khorezm em 2013.

grupos	Despesas com medicamentos (percentagem)	Número de medicamentos	
		De acordo com o nome	Percentagem
A	80,5	8	18
B	15,0	16	36
C	4,5	20	46
Conclusão:	100	44	100

A partir dos dados acima referidos, 25% ou 11 dos 44 medicamentos utilizados na farmacoterapia de doentes internados com cirrose hepática em alguns hospitais da região de Khorezm em 2013 pertenciam à categoria V, o que representou 59% da despesa total, 41% ou 18 itens do número total de medicamentos utilizados pertenciam à categoria E, o que corresponde a 33% da despesa total, 34% do número total de medicamentos utilizados de 15 itens pertenciam à categoria N, o que corresponde a 8% do custo total dos fundos gastos, pode ser explicado pelo facto de os doentes internados com cirrose hepática na região de Khorezm em 2013 pertencerem à categoria V, que representou 59% do custo total dos fundos gastos.

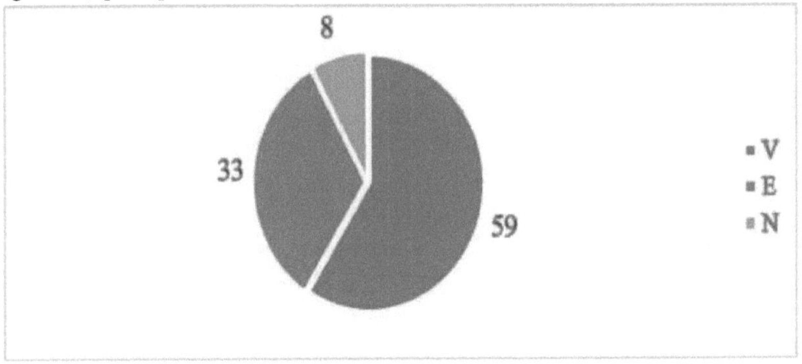

Resultados de uma análise VEN da farmacoterapia em pacientes hospitalizados com cirrose em alguns hospitais Região de Khorezm em 2013, em percentagem dos custos totais do ano.

Assim, de acordo com os resultados das análises ABC/VEN, pode verificar-se que os fundos gastos nas ULS estudadas a nível regional foram utilizados de forma racional, uma vez que 2/3 dos medicamentos do grupo A pertencem à categoria V, quase 1/3 à categoria E e uma quantidade mínima à categoria N. Ao mesmo tempo, a análise ABC das despesas com medicamentos utilizados em doentes internados com cirrose na região mostrou que os medicamentos mais caros do grupo A são os hepatoprotectores, seguidos dos agentes metabólicos.

Comparando os resultados das análises ABC/VEN com os resultados de outros estudos científicos, surgiu a seguinte imagem: nos oblasts de Bukhara e Navoi, a análise ABC dos medicamentos utilizados em doentes internados com doenças do sistema hepatobiliar mostrou que os medicamentos mais caros (grupo A) eram soluções de infusão e medicamentos metabólicos, mas neste grupo a percentagem de hepatoprotectores era insuficiente. De acordo com os resultados da análise farmacoeconómica dos dados relativos aos agentes farmacoterapêuticos (análises ABC/VEN), um quarto dos medicamentos mais caros (grupo A), o segundo mais caro eram as soluções para perfusão e os agentes metabólicos (categoria N).

Ao mesmo tempo, um total de 11 tipos de hepatoprotectores utilizados na análise da farmacoterapia em doentes internados com cirrose nos centros médicos distritais de Khiva e Khanka em 2013 ascendeu a 1.353.492,31 (um milhão trezentos e cinquenta e três mil quatrocentos e noventa e dois UZS 31 tiyin). Se examinarmos este montante para cada tipo de hepatoprotector, podemos ver que a maior quantidade de dinheiro foi gasta em ademetionina e medicamentos de base, que representaram 35,4 por cento e 32,3 por cento do montante, respetivamente. Isto significa que o montante gasto com estes dois medicamentos representou mais de 60% do custo total. De acordo com a tabela, verificou-se que os medicamentos relativamente mais baratos foram o tiocetam, o UDCC, a tiotriosalina e o hepatoric, enquanto os medicamentos menos caros foram o Resolute, o Carsil, o Apcosul, o Antral e a Riboxina.

Além disso, 2 295 074,45 (dois milhões duzentos e noventa e cinco mil e setenta e quatro UZS 45 tiyin) UZS 2 295 074,45 (dois milhões duzentos e noventa e cinco mil e setenta e quatro UZS 45 tiyin) foram gastos no tratamento de 16 pacientes com cirrose hepática na região durante o ano, com uma média de 143 442,15 UZS (mil quatrocentos e quarenta e dois UZS 15 tiyin) por paciente, mas este montante não incluía os medicamentos utilizados como tratamento etiotrópico.

É fiável que, no processo de análise dos resultados obtidos, considerámos novamente necessário prestar especial atenção ao seguinte. Em particular, em 2013, a "Khorezm Dori Darmon" JSC adquiriu 14 tipos de hepatoprotectores a expensas do orçamento do Estado, no montante de 200 820 406,49 (duzentos milhões oitocentos e vinte e quatro mil seiscentos e 49 tiyin) soum. No entanto, em 2013, foram utilizados 11 tipos de hepatoprotectores para doentes internados com cirrose hepática nas associações médicas dos distritos de Khiva e Khanka, incluindo 7 tipos de hepatoprotectores no valor de 787 908,47 (setecentos e oitenta e sete mil novecentos e oitenta e oito somas de 47 tiyin) soum e 565 583,84 (quinhentos e sessenta e cinco mil quinhentos e oitenta e três somas de 84 tiyin) soum, tendo os hepatoprotectores dos restantes 4 itens sido adquiridos à custa dos fundos próprios dos doentes. Assim, em vez de utilizarem efetivamente 14 tipos de hepatoprotectores adquiridos pela Khorezm Dori Darmon JSC a expensas do orçamento do Estado, os doentes adquiriram outros tipos de hepatoprotectores a expensas próprias.

Assim, os resultados das análises ABC/VEN mostraram que os recursos financeiros do Estado afectados aos hepatoprotectores, que não estão incluídos nas normas de tratamento da cirrose hepática, foram gastos em maior quantidade e utilizados de forma irracional. Em todos os hospitais estudados, 4/5 dos medicamentos utilizados no tratamento hospitalar foram adquiridos a expensas públicas e 1/5 a expensas dos próprios doentes. O custo médio anual por paciente tratado de cirrose hepática na região foi de 143.442,15 (cento e quarenta e três mil quatrocentos e quarenta e dois somas 15 tiyin), mas este valor não incluía os medicamentos utilizados como tratamento etiotrópico. Com base no que precede, elaborámos um "Formulário Local de Medicamentos" baseado na análise da seleção e avaliação da eficácia dos hepatoprotectores no tratamento da cirrose hepática na região de Khorezm, que revelou a inexistência de uma abordagem unificada e de uma base farmacoeconómica para a sua utilização por médicos de diferentes especialidades e introduzida na prática.

1. Verificou-se que, em toda a região, cada doente com cirrose hepática corresponde a uma média de 6,4 nomes de medicamentos utilizados, por doente - 3, 4 e até 5 nomes de hepatoprotectores foram utilizados simultaneamente em combinação uns com os outros e foi permitida a poliprogmasia. Os médicos não identificaram os factores etiológicos e não aplicaram os medicamentos adequados.
tratamento etiotrópico.

2. Verificou-se que, nos distritos de Khiva e Khanka, os fosfolípidos essenciais e a riboxina eram amplamente utilizados como agentes terapêuticos de base no tratamento de doentes com cirrose hepática e, no Centro Médico Multidisciplinar Regional de Khorezm, a ademetionina e o UDCA.

3. Com base nos resultados das análises ABC/VEN, verificou-se que os recursos financeiros do Estado atribuídos aos hepatoprotectores não incluídos nas normas de tratamento da cirrose hepática foram gastos em grandes quantidades e utilizados de forma irracional. Em todos os hospitais estudados, 4/5 dos agentes farmacoterapêuticos utilizados no tratamento hospitalar foram adquiridos a expensas do Estado e 1/5 a expensas dos fundos próprios dos doentes.

4. Foi determinado que o custo médio por doente tratado de cirrose hepática na região durante o ano foi de 143 442,15 (cento e quarenta e três mil quatrocentos e quarenta e dois UZS 15 tiyin) UZS, mas este montante não incluía os medicamentos utilizados como tratamento etiotrópico.

5. O "Formulário Local de Medicamentos" foi desenvolvido e introduzido na prática com base na análise da seleção e avaliação da eficácia dos hepatoprotectores no tratamento da cirrose hepática na região de Khorezm, que revelou a falta de uma abordagem unificada e de uma base farmacoeconómica para a sua utilização por médicos de diferentes especialidades.

Também no estudo "Ideias modernas sobre cardiopatias congénitas em crianças", realizado no nosso ramo, são apresentados os resultados da análise de investigações científicas modernas dedicadas à etiopatogénese e classificação das cardiopatias congénitas, à sua prevalência tendo em conta diferentes condições climatogeográficas, aos marcadores laboratoriais da adaptação do miocárdio nas cardiopatias congénitas em crianças, bem como à importância da reabilitação física das crianças com cardiopatias congénitas.

Um estudo de coorte prospetivo foi realizado para 108 crianças diagnosticadas com CHD com idades entre 1 e 13 anos (idade média - 7,84 ± 0,8 anos) entre 2019 e 2022. O material clínico foi coletado na policlínica multidisciplinar do assentamento urbano de Khanki, região de Khorezm. Os estudos laboratoriais e instrumentais foram realizados no Centro Republicano Especializado Científico e Prático de Cardiologia e Cirurgia Cardíaca da região do Mar de Aral e no hospital infantil regional.

No grupo principal de crianças, os subgrupos foram formados dependendo da gravidade da ICC e da classe funcional (CF): Grupo 1 - 55 crianças com CHS-0, Grupo 2 - 28 crianças com grau IΦK CHS I, Grupo 3 - 25 crianças com grau IIΦK CHS IIA. A distribuição etária das crianças examinadas é apresentada na tabela abaixo

Distribuição das crianças por idade nos grupos de estudo

Grupos de estudo	1-3 anos Abs/%/ cf. Idade	4-6 borras Abs/%/. meia-idade	7-13 idades Abs/%/. meia-idade
1 - grupo Crianças sem ICC, n=55	8/14,5/ 1,44±0,16	11/ 20/ 4,99±0,32	36/ 65,5/ 9,52±0,31
2 - grupo Crianças com ICC fase I (SC) n=28	8/ 28,6/ 1,77±0,36	7/ 25/ 5,18±0,31	13/ 46,4/ 9,77±0,62
3 -grupo Crianças com ICC fase IIA (PFC) n=25	7/ 28,0/ 1,54±0,34	8/ 32,0/ 5,41±0,32	10/ 40,0/ 9,81±0,50
Total de crianças com CHD, n=108	23/ 21,3	26/ 24,1	59/ 54,6
Grupo de controlo, n=40	8/ 20 1,52±0,21	11/ 27,5 5,0±0,40	21/ 52,5 9,70±0,42

A gravidade da ICC foi determinada com base nas queixas, nos dados anamnésicos e no exame físico, de acordo com a classificação ACC/AHA (American Society of Cardiology/American Heart Association). Esta classificação é semelhante à classificação de Vasilenko V.H. e Strajesko N.D. e foi utilizada em crianças em idade pré-escolar e escolar. A AC do LCR foi diagnosticada de acordo com a classificação da NYHA (New York Heart Association). Para as crianças de tenra idade, os estádios da ICC, tendo em conta os critérios clínicos, foram determinados de acordo com a classificação de Belokon N.A. (1978). FC em crianças em idade precoce e pré-escolar - de acordo com a classificação de Ross (2016). O grupo de controlo do estudo era constituído por 40 crianças praticamente saudáveis (grupos de saúde I - II de acordo com M.S. Grombach, 1982, com adições, 2003) de idade semelhante (idade média - 6,6±0,42 anos).

Os critérios de inclusão no grupo principal foram: idade das crianças de 1 ano a 13 anos com diagnóstico estabelecido de DCC, condição após correção cirúrgica da DCC, com DCC-0, DCC I e DCC IIA, consentimento dos pais para o estudo. Os critérios de exclusão foram os seguintes: idade das crianças inferior a 1 ano e superior a 13 anos, condição após correção cirúrgica de CHD com CHD IIE e III estágios, crianças de gestações múltiplas, crianças nascidas com peso corporal muito baixo e extremamente baixo, crianças com patologia extracardíaca no estágio de descompensação, recusa dos pais em participar do estudo.

O diagnóstico clínico de DCC foi estabelecido de acordo com a classificação geralmente aceite, com base no quadro clínico e instrumental da doença. As malformações septais mais frequentes foram registadas em 77,2% (85) dos casos. Em termos de frequência de ocorrência, o primeiro lugar foi ocupado pela DAP (65,4% (72)). A estenose da artéria pulmonar foi observada em 5,45% dos casos, a tríade e a tétrade de Fallot em 4 (3,64%) crianças. Canal arterial aberto, canal atrioventricular comum (tipos completo e incompleto) ocorreram em 10,0% dos casos. Foram realizadas investigações exaustivas utilizando métodos normalizados: inquérito por questionário, história pré e pós-natal; o exame clínico incluiu a medição da PA, antropometria de acordo com os critérios da OMS (2.009); o exame ultrassonográfico da glândula tiroide, rins, órgãos abdominais e pélvicos foi realizado de acordo com as normas geralmente aceites num sistema de diagnóstico por ultra-sons Chison Cbit8.

A investigação laboratorial foi realizada no laboratório clínico e bioquímico do RSNPC de Cardiologia e Cirurgia Cardíaca da região do Mar de Aral e incluiu: análise geral do sangue, análise geral da urina, transaminases hepáticas, determinação do nível de proteína C-reactiva de alta sensibilidade (CR Phs), troponina I (cTnI) e peptídeo natriurético cerebral pró-terminal (NT-pro BNP). As concentrações de CRP-hs, cTnI e NT- proBNP no soro sanguíneo foram determinadas por método imunoquímico no analisador Finecare da empresa Wondfo (fabricante - República Popular da China).

Foi efectuada uma análise comparativa dos parâmetros morfométricos e hemodinâmicos de acordo com os dados ecocardiográficos com os de crianças saudáveis em função da superfície corporal (Klaidaiter U. et al., 2022). Foram estudados os parâmetros ecocardiográficos. Para avaliar os parâmetros hemodinâmicos vasculares, foi efectuado um exame duplex por ultra-sons das artérias carótidas comuns num aparelho de ultra-sons Sonospape SSI-500, Mindray (Holanda). Foi calculado o índice de potencial de adaptação (API) do sistema cardiovascular (CVS) de R.M.Baevsky et al. (1987). O valor do índice abaixo de 2,6 pontos foi interpretado como adaptação satisfatória, 2,6-3,09 pontos - tensão dos mecanismos de adaptação, 3,10-3,49 - adaptação insatisfatória e acima de 3,5 pontos - falha de adaptação.

O programa de medidas de reabilitação cardíaca incluía uma terapia não medicamentosa: alimentação adequada às necessidades fisiológicas, massagem terapêutica, ginástica terapêutica. Além disso, foram organizados seminários de formação para os pais, com o objetivo de melhorar a eficácia das medidas de reabilitação cardíaca. As crianças foram acompanhadas por um médico de família, um cirurgião cardíaco, um neurologista e um fisioterapeuta. A eficácia das medidas de reabilitação cardíaca foi avaliada através da monitorização da FC, PA, testes de Martinet-Kushelevsky e Stange, electro e ecocardiografia, bem como parâmetros laboratoriais: níveis de

troponina I de alta sensibilidade e peptídeo natriurético cerebral NT-proBNP.

Para o período de 2019 a 2021, 110 crianças com diagnóstico de CHD foram registradas na policlínica multidisciplinar do assentamento urbano de Khanki, região de Khorezm (em 2019 - 32, em 2020 - 25, em 2021 - 53 crianças). 59,1% das crianças foram levadas em consideração no exame preventivo primário, os demais 40,9% foram à policlínica para fins de exame dinâmico e / ou tratamento de patologia somática e o diagnóstico de DCC foi um achado diagnóstico. Verificou-se que a incidência de CHD entre os meninos foi maior do que nas meninas foi de 1,3: 1 em 2019; 1,6: 1-2020; 1,5: 1 em 2021. Na estrutura da CHD, o defeito do septo interventricular ficou em primeiro lugar (65,4%), o defeito do septo interatrial (11,8%) e o OAP ficou em segundo e terceiro lugar,

OAK foi de 10,0% e a estenose da artéria pulmonar foi de 5,45%.

Na maioria dos casos, a DCC foi diagnosticada antes de 1 ano de idade (45/40,9%) e a correção cirúrgica foi realizada em 11,8% (13) dos casos. Em 22,7% dos casos, a DCC ocorreu sem manifestações clínicas de distúrbios circulatórios, o que pode ser uma possível razão para a apresentação tardia e o diagnóstico intempestivo desta doença. No período neonatal, a DCC foi detectada em 15 crianças (13,6%) e o tratamento cirúrgico foi realizado apenas em 4,5% (5) dos casos. A CC foi diagnosticada em 13 crianças (11,8%) no terceiro ano de vida e acima dos três anos de idade em 37 (33,7%) crianças. (Figura 1). Em 55 (50,9%) crianças não foi observada nenhuma CHD, o que indica o desaparecimento de distúrbios hemodinâmicos após a correção cirúrgica cardíaca da CHD em 50,9% dos casos. Na Federação Russa, esses indicadores são muito mais altos: de acordo com Baranov A.A. et al. (2016), a dinâmica positiva após a intervenção cirúrgica é encontrada em 78% dos casos.

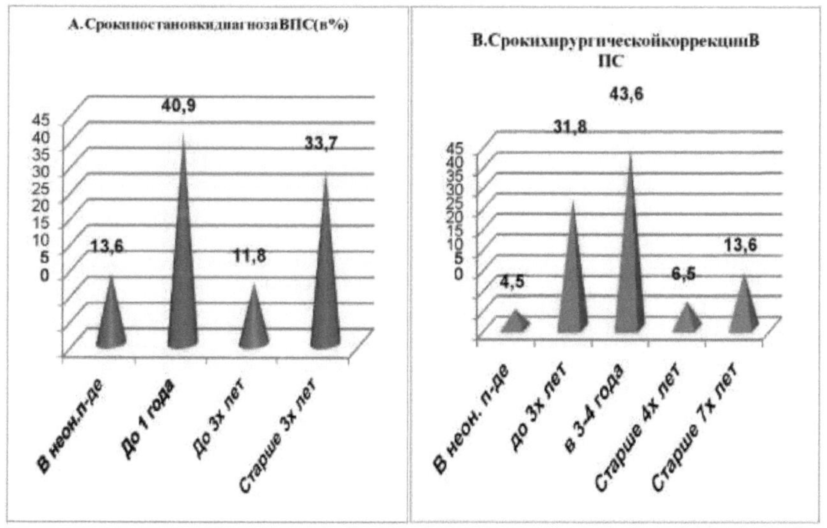

Figura 1. Tempo de diagnóstico (A) e correção cirúrgica (B) das crianças examinadas com CHD

Durante a análise dos dados anamnésicos das mães de crianças nascidas com cardiopatias congénitas, foram identificadas as causas que poderiam influenciar a formação de perturbações anatómicas das estruturas cardíacas no período intrauterino. De acordo com os resultados da análise de regressão logística, os factores de risco mais significativos para a DCC foram: anemia por deficiência de ferro (OR=7,81, p<0,001), ARVI no primeiro trimestre de gravidez (OR=4,37, p<0,01), ameaça de interrupção da gravidez (OR=3,74, p<0,01), insuficiência fetoplacentária (OR=3,46, p<0,01).

"Marcadores específicos de adaptação do miocárdio na cardiopatia congénita em crianças: níveis de NT-proBNP e troponina I em correlação com a proteína C-reactiva" apresenta os resultados das análises das relações entre os níveis de marcadores específicos de adaptação do miocárdio

NT-proBNP e troponina I e concentração de proteína C-reactiva de alta sensibilidade (PCRhs). O nível mais elevado de PCRhs foi encontrado em crianças com ICC IIA, com uma diferença significativa em comparação com as crianças com ICC II.

controlo (p<0,001), grupo 1 (p<0,001) e grupo 2 (p<0,05). Verificou-se também um aumento significativo dos valores deste nível nas crianças do grupo 2 (p<0,001) em relação ao controlo e ao grupo 1 (p<0,001). Nas crianças do grupo 1, apesar da ausência de ICC, os valores de PCRhs foram significativamente mais elevados (p<0,001) do que nos controlos (Tabela 2). Para o grupo de crianças com ICC grau I, o nível de PCRhs>5,2 mg/L apresentou especificidade (Sp=71%), sensibilidade (Se=61,0%), risco relativo RR=3,1, com prognóstico confiável (Kass=0,60, p<0,01)

Níveis médios de PCRhs, NT-proBNP, cTnl no soro sanguíneo nos grupos analisados

crianças dos grupos analisados consoante a idade

Grupos	CRPhs, mg/l	NT-proBNP, ng/ml	cTnl,ng/ml
Grupo de controlo, n=40			
1-3 anos, n=8	0,51±0,7	142,3±8,7	0,01±0,005
4-6 anos de idade, n=11	0,77±0,8	137,9±4,6	0,011±0,003
7-13 anos de idade, n=21	1,2±0,6	159,7±3,2	0,012±0,001
Grupo 1, n=55			
1-3 anos, n=8	4,2±0,8***	146,9±6,5	0,014±0,02
4-6 anos de idade, n=11	4,4±0,7***	157,9±8,0*	0,012±0,01
7-13 anos de idade, n=36	4,1±0,13***	163,7±2,9**	0,013±0,001
Grupo 2, n=28			
1-3 anos, n=8	5,2±0,7***	286,7±18,4***л	0,16±0,03***
4-6 anos de idade, n=7	6,0±0,9***	295,2±20,4***LLL	0,18±0,02**л
7-13 anos de	6.2±0.6***L	300,4±24,0***	0,2±0,01***LLL

idade, n=13			
Grupo 3, n=25			
1-3 anos, n=7	6,5±0,97***л	491.7±15.9***LLL####.	0,21±0,03**л
4-6 anos de idade, n=8	7.1±0.85***L	548.2±18.2***LLL####.	0,24±0,02***LLL####.
7-13 anos de idade, n=10	8e±1 1***LL	586.0±24.8***LLL####.	0.25±0.03***L

Nota: * - p < 0,05; ** - p < 0,01; *** - p < 0,001 - fiabilidade das diferenças entre os valores dos indicadores dos principais grupos de crianças com os de controlo; ^{LLL} - p < 0,0010,001 - fiabilidade das diferenças entre os indicadores do 2° e 3° grupos e do 1° grupo; - #- p < 0,05; ## - p < 0,01; ### - p < 0,001 - fiabilidade das diferenças entre os indicadores do 3° grupo e do 2° grupo.

Um elevado nível de associação, concordância (K_{ass}=0,94, p<0,001, χ^2=28,4, p<0,001, RR=13,5) e, por conseguinte, uma elevada sensibilidade (S_e=88,2%) e especificidade (S_p=80,3 foram inerentes ao fator -CRPhs <6,8 mg/L. Ao mesmo tempo, em % dos casos, os resultados positivos do teste permitem o diagnóstico correto de ICC de primeiro grau em crianças.

Os níveis diagnósticos de PCR Phs >7,1 mg/L (K_{as}=0,68, p<0,01, χ2=5,41, p<0,05, RR=3,3, Se=75%, Sp=64,1%) e PCRhs<9,3 mg/L ($K_{(as)=0}$,88, p<0,001; χ^2=9,07, p<0,01; RR=9,0, S_e=90,0%, S_p=62,8%) caracterizaram com maior fiabilidade a DCC grau IIA em crianças com DCC no período pós-correção.

A análise etária dos valores de NT-pro BNP em crianças com DCC no período pós-correção mostrou que os valores mais elevados foram observados em crianças com idades entre os 4-6 e 7-13 anos do 3° grupo e foram significativamente mais elevados do que no controlo (Tabela 2). Foi estabelecida a dinâmica do aumento dos valores de NT-pro BNP com a idade em cada grupo individual com diferenças fiáveis.

Níveis diagnósticos de 268 ng/ml<XT-rhoBXR<327 ng/ml foram significativamente associados (K_{ass}=0,71, p<0,01; 0,92 p<0,001, χ^2=8,69, p<0,01; 22,9 p<0,001, respetivamente) e foram associados à presença de ICC de primeiro grau. Ao mesmo tempo, o risco de formação de CHD de primeiro grau aumentou de RR=4,6 para RR=11,6 vezes. NT-pro BNP 490nr/M4<NT-pro BNP 610 ng/ml, (K_{acc}=0,76, p<0,01; 0,82 p<0,001; χ^2=6,68, p<0,01; 9,69 p<0,01;

RR=5,14, RR=6,3, respetivamente) caracterizaram claramente a ICC de grau IIA em crianças com DCC corrigida.

Verificou-se um aumento significativo do nível de c TnI nas crianças dos grupos 2 e 3 em relação ao controlo e ao grupo 1 (Tabela 2). Aparentemente, este facto está associado à evolução da isquémia miocárdica subaguda, evidenciada por anomalias nos processos de repolarização do miocárdio ventricular, de acordo com os dados do ECG. O nível de troponina I (cTnI, ng/ml) no soro de crianças com DCC no período pós-correção remota, nas faixas etárias de um ano a 13 anos, não foi estudado e necessita de mais investigação com o desenvolvimento de valores normativos para crianças destas idades.

Ao avaliar o nível de troponina I sérica (cTnI, ng/ml) nas crianças observadas em função da idade, verificou-se uma tendência para os seus valores aumentarem com a idade. As crianças dos grupos 2 e 3, com idades compreendidas entre os 7 e os 13 anos, apresentaram os valores mais elevados do que as crianças com idades compreendidas entre os 1 e os 3 anos ou entre os 4 e os 6 anos, com uma diferença significativa em relação ao controlo e ao grupo 1 (Tabela).

Níveis de troponina I diagnóstica de 0,13 ng/ml<eTn1<0,19ng/ml, foram significativamente associados e correlacionados (K_{ass}=0,89, p<0,001; 0,90, p<0,001, χ^2=25,2, p<0,001; 20,35, p<0,001, RR=8,16, 10,7; S e=80,0% e 85,7%, S_p=80,9% e 76,8%, respetivamente) (Tabela. 4). Um intervalo de diagnóstico de 0,21 ng/ml<sTn1<0,26ng/ml foi definido de forma fiável para ICC

Grau IIA para crianças com DCC corrigida (K_{ass}=0,85, p<0,001; 0,92, p<0,001, χ^2=10,75, p<0,001; 14,1, p<0,001, RR=5,2 e 12,0; Se=81,2 e 69,0, respetivamente).

Assim, foram encontrados níveis diagnosticamente significativos de PCRhs (5,2Mr/4<PCRhs<6,8MrÁr e 7,1 Mr/4<<CRPhs<9,3MrÁr), NT-pro BNP (268ng/ml<NT- proBNP<327nr/M4 e 490ng/ml NT-pro BNP< 610 ng/ml) e cTnI, (0,13< NG/ML<CTN1<0,19NG/ML E 0,21<NG/ML<CTN1<0,26NG/ML), caracterizando I, PFC e graus de DCC, I e IIA, respetivamente, e o nível de adaptação miocárdica em crianças com DCC corrigida.

Em crianças do 1º grupo principal de todas as idades, os valores dos índices morfométricos das câmaras cardíacas correspondem aos valores Z - -2SD +2SD dos índices EchoCG normalizados de acordo com o PPT. O intervalo de valores Z - 2SD e +2SD corresponde a valores normais do índice estudado (Klaidaiter W. et al., 2022). Mas, em crianças do 1º grupo com a idade de 1 a 3 anos, os índices médios da espessura da parede posterior do VE em 15% e as dimensões do átrio esquerdo (LAD) em 49,6% são reduzidos em relação aos valores médios estatísticos. De acordo com o princípio do "antagonismo funcional", existe uma tensão da atividade sistólica do VE por (fração de diminuição - FU=41,1±1,1%) tipo hiperdinâmico (FU>38%). É um pouco menos pronunciado em crianças nas faixas etárias de 4-6 e 7-12 anos de acordo com o RLP: diminuição dos valores em 18,8% e 16,6%, respetivamente. Nas faixas etárias de 4-6 e 7-13 anos, as dimensões do ventrículo direito foram aumentadas em 35,4% e 62,5%, respetivamente, em relação aos valores médios. Uma tendência semelhante pode ser traçada de forma bastante natural no que respeita aos índices morfológicos das crianças dos grupos 2 e 3.

Nas crianças do 2º e 3º grupos, com idades compreendidas entre 1 e 3 anos, verifica-se um aumento significativo dos valores de FRR (p<0,001, p<0,001) relativamente aos do grupo de controlo e 1º grupo, respetivamente, bem como um aumento do diâmetro do tronco pulmonar (DLS, p<0,05 e p<0,001) - apenas relativamente ao grupo de controlo e uma diminuição da FU (p<0,05, p<0,05) e PV (p<0,05) - relativamente ao 1º grupo nas crianças do 2º grupo e do grupo de controlo.0,05 e p<0,001) - apenas em relação ao grupo controlo e diminuição da FU (p<0,05), e PV (p<0,05) - em relação ao grupo 1 nas crianças do grupo 2 e controlo nas crianças do grupo 3 (p<0,01, p<0,05, respetivamente) desta idade (Fig.).

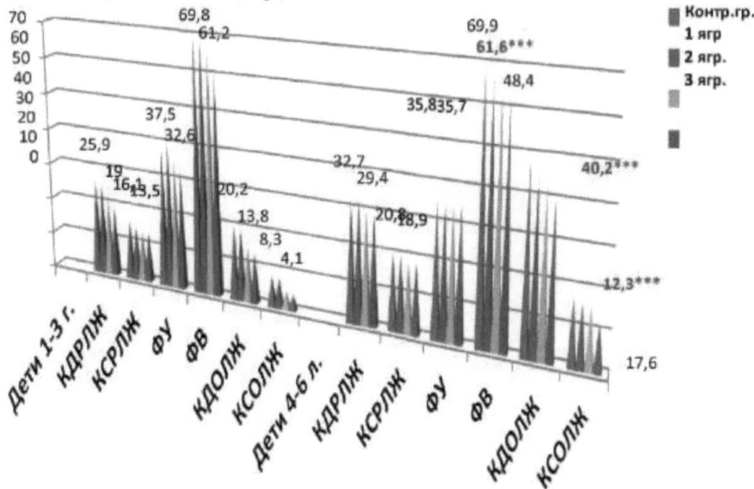

Fig. Principais índices da função cardíaca sistólica em crianças de 1-3 anos e 4-6 anos, grupos analisados

Uma tendência idêntica é observada em crianças na faixa etária dos 4-6 anos: um aumento significativo da FRR (p<0,001, p<0,001), DLs (p<0,01 e p<0,001) no 2º e 3º grupos de crianças em relação ao controlo e ao 1º grupo. Verificou-se uma diminuição significativa da FE (p<0,01, p<0,001) e FEVE (p<0,001, p<0,01), CSOLF (p<0,001, p<0,001), em relação ao controlo e ao 1º grupo desta idade.

Um vetor semelhante de desenvolvimento das capacidades morfométricas desenrola-se na faixa etária das crianças dos 7 aos 13 anos. Foram estabelecidas diferenças fiáveis mais pronunciadas em relação aos indicadores: diminuição de LVADL (p<0,001, p<0,001), LVSDL (p<0,001, p<0,001), PV (p<0,01, p<0,001), aumento de RRF (p<0,01, p<0,001) e DLs (p<<00,01 p<0,01 p<0,001), respetivamente, das crianças dos grupos 2 e 3, em relação aos valores do grupo controlo e do grupo 1 (Fig.).

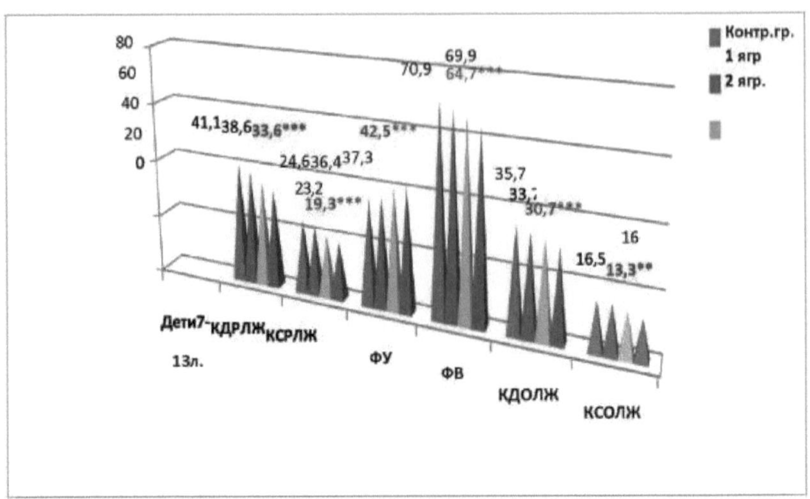

Principais índices de função cardíaca sistólica em crianças de 713 anos, grupos analisados

Nesta fase de remodelação estrutural e geométrica do miocárdio, o aumento (dilatação) do VE e a redução do AE são sinais de disfunção diastólica no pós-operatório. Os mais vulneráveis neste aspeto foram as crianças do 2° e 3° grupos com idade de 1-3 anos e 46 anos, provavelmente devido ao curto período pós-operatório e à pior resposta compensatória.

A análise de correlação entre os valores morfométricos e indicadores de desenvolvimento físico e os níveis de hemoglobina e eritrócitos do 1° grupo de crianças estabeleceu relações estreitas e positivas (52 relações): entre CSFL e peso (r=0,67, p<0,01), estatura (r=0,57, p<0,05), desnutrição proteico-energética de grau moderado (BENP) (r=0,72, p<0,001), de forma quase idêntica entre CSFL e peso (r=0,51, p<0,05), estatura (r=0,65, p<0,05), BENP0,05), BENP (r=0,81, p<0,001), entre CVF e peso (r=-0,82, p<0,001), altura (r=-0,82, p<0,001), BENP (r=-0,68, p<<0,05), BENP (r=-0,68, p<0,001)0,05) com um vetor negativo, entre RLP e peso (r=0,78, p<0,001), altura (r=0,86, p<0,001), BENP (r=0,79, p<0,001).

Nas crianças do grupo 2, a análise de correlação mostrou o aparecimento de uma estreita relação inversa entre RLF e peso (r=-0,57, p<0,05), altura (r=-0,81, p<0,001), nível de Hb (r=-0,55, p<0,05). Não se registaram associações entre RLP e parâmetros de peso e altura, mas mantiveram-se interdependências significativas entre RLP e peso (r=0,67, p<0,01), altura (r=0,72, p<0,01), BENP (r=-0,57, p<0,05). Foram também registadas fortes associações entre os DL e o peso (r=0,75, p<0,001), a altura (r=0,89, p<0,01), o BENP (r=0,71, p<0,01), a contagem de glóbulos vermelhos (r=0,94, p<0,001), ausentes no grupo 1.

Nas crianças do grupo 3, mantiveram-se fortes correlações multidireccionais entre a RLP e o peso (r=-0,98, p<0,001), a altura (r=-0,99, p<0,001), o nível de Hb (r=0,89 p<0,001), a contagem de glóbulos vermelhos (r=0,98, p<0,001).0,001), houve também correlações positivas entre RLP e nível de Hb (r=0,68 p<0,01, contagem de eritrócitos (r=0,72, p<0,01), que foram negativas no grupo 1 e ausentes no grupo 2.

Assim, nos mecanismos de regulação dos índices morfométricos das estruturas cardíacas e, consequentemente, da adaptação do miocárdio em crianças do grupo 1, são traçadas correlações de pares óptimas e regulares entre os valores morfométricos e a evolução clínica do período pós-operatório com ausência de ICC. Nos grupos de crianças com IOK CHF I e PFC CHF IIA, as correlações de pares fiáveis entre os valores morfométricos e os indicadores de desenvolvimento físico, o nível de hemoglobina, a contagem de eritrócitos adquirem diferentes dinâmicas multidireccionais de desenvolvimento.

O duplex scan de secções extra e intracranianas das artérias braquiocefálicas em crianças dos grupos de controlo, dependendo da idade, revelou um crescimento fisiológico do lúmen do vaso (diâmetro da ACO, ACV e ACN, mm) e, consequentemente, uma diminuição da velocidade do fluxo sanguíneo (Vps, cm/s) e do índice de resistência (IR), o que é confirmado por dados da literatura. Nas crianças do grupo 1 foram encontradas alterações semelhantes nos parâmetros acima referidos, no aspeto etário, sem diferenças significativas em relação ao controlo. Verificou-se que nas crianças dos grupos 2 e 3 os valores do diâmetro da AOS direita e dos seus ramos intra-extracranianos tenderam a diminuir em relação ao controlo, sem diferenças significativas.

e apenas o índice de diâmetro do ASN (p<0,05) aos 7-13 anos de idade nas crianças do grupo 3 foi significativamente baixo em relação ao controlo (Fig.).

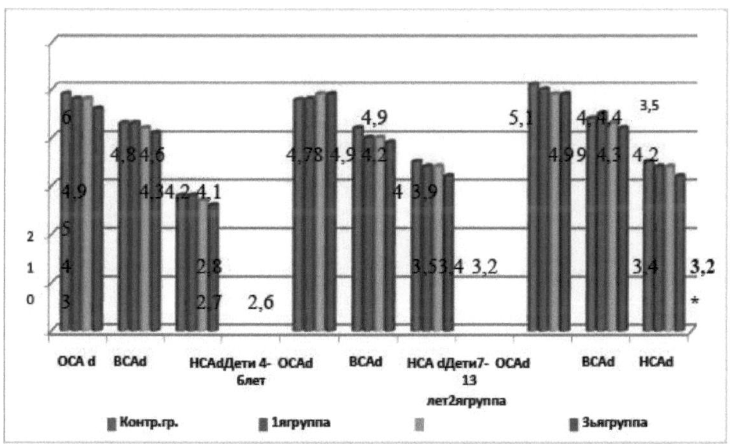

Valores médios dos diâmetros do AOS, ACV e ANC das crianças dos grupos analisados

grupos consoante a idade

Apenas a velocidade do fluxo sanguíneo no NCA (HCAVps, p<0,001) em crianças de 4-6 anos do grupo 3 foi significativamente diferente em relação ao controlo (Fig.6). Na idade de 7-13 anos, as crianças dos grupos 2 e 3 apresentaram valores baixos dos diâmetros OCA, VCA e NCA e índices de velocidade de fluxo sanguíneo significativamente aumentados (OCAVps, $p<0,05$; BCAVps, $p<0,05$; HCAVps, $p<0,05$) nas crianças do grupo 3 em relação ao controlo com valores elevados de IR no OCA, VCA e NCA, sem diferenças significativas.

O estudo da MTCI permite avaliar o risco de complicações a médio e longo prazo no pós-operatório em crianças com DCC. De acordo com os resultados do nosso estudo, nas crianças do 3° grupo, o valor médio da MTCI da AOS foi 9,2%, 12,5% e 10,3% mais elevado nas crianças nas faixas etárias 1-3 anos, 4-6 anos e 7-13 anos, respetivamente, do que nos controlos.

Assim, o exame duplex da artéria carótida comum e dos seus ramos é um método conveniente e fiável de deteção precoce de lesões arteriais como órgãos-alvo em crianças para o desenvolvimento de complicações cefálicas a médio e longo prazo no período pós-operatório em crianças com DCC em estádio I e IIA. O estudo mostrou que, aos 4-6 anos de idade, a presença de CHD estágio I aumenta o risco de comprometimento dos parâmetros hemodinâmicos de velocidade em 3,5 (K_{ass}=0,84, $p<0,001$) vezes, e no CCN IIA - em 7,7 (K_{ass}=0,94, $p<0,001$) vezes, nos 7-13 anos - em 7,5 ($K_{(ass)}$=0,92, $p<0,001$) e 25 (K_{ass}=0,97, $p<0,001$) vezes, respetivamente. Valores mais altos de TCIM da OSA em crianças de 7 a 13 anos de idade no estágio I da ICC ocorrem 5,6 (K_{ass}=0,89, $p<0,001$) vezes e 14,6 vezes no estágio IIA da ICC (K_{ass} =0,95, $p<0,001$)

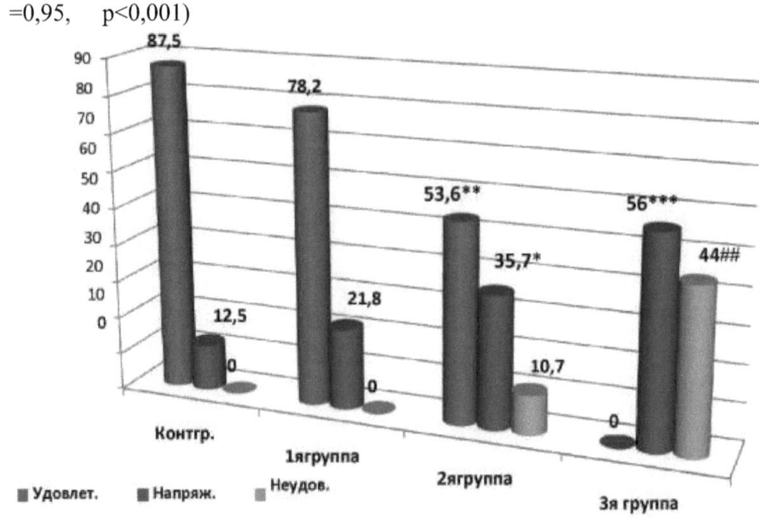

Nota: * - $p<0,05$; ** - $p<0,01$; *** - $p<0,001$ - fiabilidade das diferenças entre os valores do grupo principal e do grupo de controlo; ## - $p<0,01$ - fiabilidade das diferenças entre os valores do 2° e 3° grupos de crianças

Frequência de ocorrência dos níveis de adaptação da CCC nos grupos de crianças analisados (em %)

Para o diagnóstico precoce de distúrbios de adaptação do miocárdio em crianças com cardiopatia congénita, o índice de potencial de adaptação do sistema cardiovascular (IAP) de R.M.Baevsky et al. (1987) foi calculado nas coortes analisadas.

De acordo com os dados apresentados, a maior frequência de ocorrência da condição SSS como "tensão dos mecanismos de adaptação" foi observada no 3º ($p<0,001$) e 2º ($p<0,05$) grupos em relação ao controlo.

A "adaptação insatisfatória" do SSS foi encontrada apenas no 2º e 3º grupos ($p<0,01$) com uma diferença significativa em relação ao 2º grupo. Os valores médios do índice AP são apresentados na tabela.

Valores médios do índice AP das crianças em função da presença/ausência de DCV (em pontos)

grupos	Adaptação satisfatória	Mecanismo de tensão. Adaptação	Insatisfeito. adaptação
Controlo Grupo, n=40	2,2±0,01	2,7±0,01	-
Grupo 1, n=55	2,42±0,01	2,8±0,02***	-
Grupo 2, n=28	2,45±0,01	2,9±0,02***ΛΛΛ	3,16±0,02
Grupo 3, n=25	-	2,9±0,03***ΛΛ	3,32±0,03###

Nota:***- p < 0,001 - p < 0,001 - fiabilidade das diferenças entre os valores dos indicadores dos principais grupos de crianças com o grupo de controlo; ΛΛ - p < 0,01, ΛΛΛ - p < 0,001 - fiabilidade das diferenças entre os indicadores do 2º e 3º grupos com o 1º grupo; ### - p < 0,001 - fiabilidade das diferenças entre os valores dos indicadores do 3º grupo com o 2º grupo.

Foram encontradas diferenças significativas nos valores da "tensão dos mecanismos de adaptação" nos grupos principais ($p<0,001$, respetivamente para os grupos 1, 2 e 3) em relação ao controlo. Na presença de ICC, os valores analisados dos grupos 2 e 3 foram significativamente mais elevados ($p<0,001$, $p<0,01$, respetivamente) do que no grupo 1 de crianças com ICC-0. A adaptação insatisfatória foi encontrada apenas no 2º e 3º grupos de crianças. Foram encontrados valores médios de PIA fiáveis e elevados ($p<0,001$) nas crianças do grupo 3 em relação ao grupo 2.

O valor do índice AP <2,43 associou-se significativamente ($K_{ass}=0,99$, $p<0,001$, $\chi^2 = 2,31$, $p<0,05$, $S_e=75\%$, $S_p=45,6\%$) a uma adaptação satisfatória da ES e caracterizou-se clinicamente pela ausência de queixas nas crianças, bom estado de saúde e ausência de ICC. Apesar disso, as crianças do grupo 1 apresentavam um risco 1,2 vezes maior de tensão dos mecanismos de adaptação. A tensão dos mecanismos de adaptação foi caracterizada por um IAP<2,92. Este índice teve baixa sensibilidade ($S_e=66,7\%$) e especificidade ($S_p=65,6\%$), pois esteve mais associado a IΦK e ICC de primeiro grau ($K_{ass}=0,55$, $p<0,05$, χ^2 4,03, $p<0,05$) com um risco do seu desenvolvimento em (RR=2,24) 2,24 vezes. No quadro clínico: as crianças toleravam bem a atividade física habitual, que não se acompanhava de fadiga rápida, dispneia ou palpitações, grau moderado de BENP, DAC normal elevada em relação à altura da criança, revelou-se taquiarritmia sinusal e bloqueio incompleto da perna direita do feixe de Gis no eletrocardiograma.

Estabeleceu-se uma relação fiável entre os níveis de PCRhs, NT-proBNP e o índice AP ($r=0,66$, $p<0,01$, $r=0,83$, $p<0,001$, respetivamente) no grupo de crianças com IΦK e ICC de 1º grau. Nos grupos de crianças de controlo ($r=0,41$, $p>0,05$) e de 1º grau ($r=0,34$, $p>0,05$ e $r=0,03$, $p>0,1$) não se verificou a correlação fiável descrita.

A adaptação insatisfatória com índice AP <3,18 foi registada com mais frequência nas crianças do grupo 3 com grau CHF IIA e PFC. Verificou-se uma ligeira limitação da atividade física: em repouso não havia sintomas, a atividade física habitual era acompanhada de fadiga, dispneia ou palpitações. O BENP moderado e o desenvolvimento físico desarmónico foram prevalentes nas crianças. Esta gama de PAI apresenta um coeficiente de associação significativo ($K_{ass}=0,87$, $p<0,001$, $\chi^2 = 7,53$, $p<0,01$), uma boa sensibilidade ($S_e=78,6\%$) mas uma baixa especificidade ($S_p=64,1\%$). Foram encontradas fortes correlações diretas entre o grau IIA de ICC ($r=0,82$, $p<0,001$), os níveis de NT-proBNP ($r=0,93$, $p<0,001$), cTnI ($r=0,74$, $p<0,01$) e a frequência de perfil de adaptação "insatisfatório" das crianças do grupo 3 com ICC corrigida.

Para o diagnóstico precoce da adaptação do miocárdio, desenvolvemos intervalos de diagnóstico fiáveis de indicadores morfométricos da ecocardiografia e marcadores específicos da adaptação do miocárdio (níveis de NT-proBNP e troponina I em correlação com a proteína C-reactiva) por idade e três níveis de potencial de adaptação (tabela).

Critérios de diagnóstico da adaptação do miocárdio em crianças com Cardiopatia congénita no período pós-operatório

Indicadores	Níveis de adaptação do miocárdio		
	Satisfatório. adaptação	Tensão dos mecanismos de adaptação	Não satisfatório d. adaptação
PCRhs (mg/litro)	<5,0	5,2 - 6,8	7,1 - 9,3
NT-proBNP (ng/ml)	<150,2	268 -327	490 -610
cTnl (ng/ml)	<0,13	0,13 -0,19	0,21 - 0,26
Ecocardiograma: PV (%) 1-3 anos	>65,7	<65,6	<63,4
De 4 a 6 anos	>69,1	<69,0	<65,0
7-13 anos de idade	>69,5	<69,4	<65,6
KDOLJ (ml) 1-3 d.	>19,8	<19,7	<13,8
De 4 a 6 anos	>47,0	<46,9	<40,2
7-13 anos de idade	>34,1	<34,0	<30,7
CSOLJ (ml) 1-3 d.	>7,3	<7,2	<5,0
De 4 a 6 anos	>13,6	<13,5	<12,6

7-13 anos de idade	>16,2	<16,1	<13,3
RPW (mm) 1-3 anos	<10,6	>10,7	>20,5
De 4 a 6 anos	<14,3	>14,4	>22,5
7-13 anos de idade	<15,6	>15,7	>26,4
RLP (mm) 1-3 anos	>17,8	<17,7	<16,1
De 4 a 6 anos	>20,0	<19,9	<16,5
7-13 anos de idade	>22,0	<21,9	<17,2
DLS (mm) 1-3 anos	<16,2	>16,3	>21,6
De 4 a 6 anos	<19,0	>19,1	>25,4
7-13 anos de idade	<21,9	>22,0	>28,3
IAP (pontos)	<2,43	<2,92	<3,18

A tensão dos mecanismos de adaptação por FV situou-se no intervalo de 65,7%<FV<69,4% (Kass=0,92, p<0,001, χ^2=28,1, p<0,001, RR=11,4, Se=84,0%, Sp=81,0%).

O intervalo de FV 61,2%<FV<65,6% associou-se (Kass=0,97, p<0,001, χ^2=46,6, p<0,001, Se=86,9%, Sp=91,2%) a um estado insatisfatório de adaptação miocárdica com um risco relativo de desenvolver a sua disfunção 16 vezes (RR=16,0) e correspondeu a IIΦK CCN grau IIA.

As crianças examinadas foram divididas em 2 grupos, cada um dos quais foi dividido em 2 subgrupos: 1° grupo principal - 7 crianças de 4-6 anos com !FC de grau CCN I; 2° grupo principal - 12 crianças de 7-13 anos com IΦK CCN I; grupos de comparação: Grupo 3 - 11 crianças de 4-6 anos sem CCN e Grupo 4 - 20 crianças de 7-13 anos sem CCN. A duração do período pós-operatório foi de 2,5 ± 1,4 anos no primeiro grupo e de 3,4 ± 1,8 anos no segundo grupo.

Os resultados foram avaliados nos 4 grupos após 12 meses, com exames paraclínicos repetidos.

Nos grupos principal e de comparação, as intervenções foram concebidas e implementadas para cada criança individualmente, tendo em conta o IMC, as preferências alimentares e a aptidão física.

A análise dos valores médios iniciais do teste de Martinet-Kushelevsky revelou que a FC e a PA após o exercício aumentaram de forma estatisticamente significativa nas crianças dos quatro grupos, tendo a sua recuperação total ocorrido após 5 minutos. Todas as crianças examinadas tiveram um tipo de resposta hipertensiva do sistema cardiovascular ao exercício físico: houve um aumento mais pronunciado da FC de quase 1,5 vezes, o aumento da CAD foi de 69,3%, bem como um aumento da PAM em 12,4% do valor inicial. Para além disso, verificou-se um aumento significativo da FC no 1° minuto com uma diferença significativa nas crianças do 1° (p < 0,05) e 2° (p < 0,05) grupos principais em relação ao grupo comparativo. Foi revelada desaceleração do tempo de recuperação - mais de 7 minutos e com diferença significativa entre os grupos (1°, p < 0,05 e 2°, p < 0,05, grupos, em relação aos grupos de comparação, respetivamente).

O aumento da PA sistólica e diastólica após o exercício também se caracterizou por valores significativamente mais elevados nas crianças do grupo principal no 1º (grupo 1 DAC e PAM $p<0,05$ e grupo 2 $p<0,05$, respetivamente, em relação aos grupos de comparação) e 3º minuto (grupo 1 DAC e PAM $p<0,05$ e grupo 2 $p<0,05$, respetivamente, em relação aos grupos de comparação).0,05, $p<0,05$ e 2º grupo $p<0,05$, $p<0,05$, respetivamente, em relação aos grupos de comparação) e ao 3º minuto (DAC e DA do 1º grupo $p<0,05$, $p<0,05$ e 2º grupo $p<0,05$, $p<0,05$, respetivamente, em relação aos grupos de comparação). A normalização completa da CAD e da DA no período de recuperação ocorreu nas crianças dos grupos de comparação, havendo diferença estatística nos valores da CAD e da DA nas crianças dos grupos principais (grupo 1, $p<0,05$ e grupo 2, $p<0,05$), onde não se registou normalização completa. O teste respiratório especial de Stange - tempo de retenção da respiração após inalação submáxima, mostrou uma diminuição dos resultados do teste em todas as crianças examinadas, em comparação com os valores normativos, com uma diferença significativa apenas no grupo de crianças com idades entre os 7 e os 13 anos.

O nível inicial do marcador de dano troponina I de alta sensibilidade (c Tnl) teve diferenças estatísticas fiáveis entre os grupos e foi de 0,18±0,01 ng/ml nas crianças do grupo 1 ($p<0,001$) e 0,19±0,01 ng/ml no grupo 2 ($p<0,001$) versus o grupo 3 (0,12±0,006 ng/ml) e o grupo 4 (0,13±0,004 ng/ml). Os valores numéricos de NT-pró BNP antes das medidas de reabilitação também tiveram diferenças estatísticas significativas entre os grupos e foram 296,7±29,7 ng/ml nas crianças do grupo 1 versus 150,1±20,7 ng/ml nas crianças do grupo 3 ($p<0,001$), 293,5±23,4 ng/ml nas crianças dos grupos 2 e 4 versus 147,1±15,5 ng/ml ($p<0,001$).

Um exame de controlo de 50 crianças após 12 meses revelou que a maioria das crianças dos grupos principais (94,7%) tinha melhorado o seu estado geral, o apetite, diminuído a fadiga e aumentado a atividade física como resultado do programa de reabilitação. Verificou-se um efeito positivo do programa de reabilitação nos parâmetros antropométricos em comparação com os indicadores iniciais. Verificou-se um aumento fiável da frequência do IMC entre +1CO e -1CO ($p<0,05$) nas crianças dos 7-13 anos e nas crianças dos 4-6 anos - 2,5 vezes, sem diferenças significativas.

O teste de Martine-Kushelevsky 12 meses após as medidas de reabilitação mostrou uma melhoria em todos os parâmetros estudados nas crianças dos grupos principais, próxima dos dados dos grupos de comparação. Assim, nas crianças dos grupos principais, o tipo de resposta do sistema cardiovascular ao exercício físico foi normotónico: a FC aumentou não mais de 60% da inicial, a CAD não mais de 30% e a PAM diminuiu ligeiramente, o que indica um aumento do débito cardíaco e uma diminuição da resistência periférica. O resultado do teste de Stang após 12 meses no grupo 1 aumentou 37,5%, e no grupo 2 - 32,8%.

Também nas crianças dos grupos principais, no contexto do complexo de medidas de reabilitação, foi possível obter uma diminuição dos índices do marcador de danos do miocárdio - cTnl. Assim, a concentração de cTnl no soro sanguíneo nos grupos 1 e 2 diminuiu de 0,18±0,01 para 0,13±0,02 ng/ml, de 0,19±0,01 para 0,15±0,01 ng/ml, respetivamente. A análise dos resultados do seguimento a longo prazo de 19 crianças após 12 meses mostrou uma diminuição significativa (p<0,05) do biomarcador de insuficiência cardíaca NT-pro BNP nos grupos 1 e 2: de 296,7±29,7 para 190,6±32,2 ng/ml no grupo 1 (p<0,05) e para 168,4±28,07 ng/ml no grupo 2 (vs 293,5±23,4 ng/ml, p<0,01).

Assim, os resultados do estudo mostraram que o complexo de medidas de reabilitação desenvolvido no pós-operatório remoto em crianças com cardiopatia congénita contribuiu para a normalização do índice de massa corporal, melhoria do bem-estar geral, aumento da resistência física e tolerância à atividade física, bem como diminuição da atividade dos marcadores de lesão miocárdica e insuficiência cardíaca. É também de salientar que não se registaram hospitalizações nos grupos de crianças que receberam reabilitação complexa durante 12 meses. O que precede confirma a possibilidade e a conveniência da utilização deste programa tanto na reabilitação grupal como individual das crianças no período remoto após a correção cirúrgica da cardiopatia congénita.

Modernas concepções de Classificação, epidemiologia, etiopatogenia da mastopatia, aspectos endocrinológicos, em particular a influência da patologia da tiroide na mama e as vantagens e desvantagens dos métodos de diagnóstico utilizados em combinação, as duas patologias foram analisadas e os aspectos a serem resolvidos foram identificados. As fichas de laboratório de 184 pacientes tratadas com mastopatia e patologia da tiroide de 2019 a 2021 na filial de Urgench da Academia Médica de Tashkent foram obtidas como fonte do estudo. Seus dados laboratoriais e achados ultrassonográficos de prontuários ambulatoriais foram submetidos a monitoramento dinâmico por 3 anos.

Os doentes foram submetidos a exame clínico geral, exame objetivo e subjetivo (exame geral, palpação da tiroide e das glândulas mamárias, auscultação do coração e dos vasos); os exames instrumentais incluíram ecografia das glândulas mamárias e da tiroide, mamografia, eletrocardiograma (ECG) quando indicado. As investigações instrumentais incluíram ecografia e mamografia da mama e da tiroide, biópsia por aspiração com agulha fina e respetivo exame histológico, exame da tiroide, exame de eletrocardiograma, quando indicado. Todos os doentes estiveram sob observação durante 3 anos e os exames acima referidos foram observados de forma dinâmica.

Uma biópsia aspirativa com agulha fina (TI-RADS) foi obtida por ultrassom em pacientes com alta categorização em ACR TI-RADS e BIRADS.

Os estudos hormonais foram efectuados utilizando kits de ensaio de imunoabsorção enzimática (ELISA) "MINDRAY 96A" disponíveis no mercado, desenvolvidos na China.

O estado da tiroide foi determinado com base na quantidade de TTH hipofisário e de triiodotironina total da tiroide (T3), hormonas tiroxina livre (T4). O intervalo normal das hormonas: T3 total - 2,0 - 4,0 pg/ml, T4 livre - 8,9 - 17,2 pg/ml, TTH - 0,4 - 4,0 μME/ml, anticorpos para a tiroperoxidase 0 - 30 mE/ml,
prolactina 66 - 490 mE/ml. l, insulina 4,0 - 23,5 mU/ml.

Verificou-se que a maioria das doentes com mastopatia (50%) se encontra em idade fértil tardia e que a maioria das doentes com patologia da tiroide (44,5%) são mulheres em idade fértil precoce. (Tabela 1, Figura 1) Sabe-se que cada período de idade na mulher é caracterizado pelas suas próprias alterações hormonais e metabólicas.

Tabela Correlação dos grupos etários com os tipos de mastite.

	Grupos etários					
Tipos de mastite	18-24 l. em idade fértil precoce		25-34 litros de idade média fértil		35-49 litros em idade fértil tardia	
	Abs	%	abs	%	abs	%
Fibrose difusa	14	7,61	25	13,59	24	13,04
Forma cística	12	6,52	36	19,57	63	34,24
forma nodular	1	0,54	4	2,17	5	2,72
Total	27	14,67	65	35,33	92	50

Por esta razão, quer se trate de uma doença da tiroide ou da MJ, cada idade tem a sua própria forma de manifestação (Fig.).

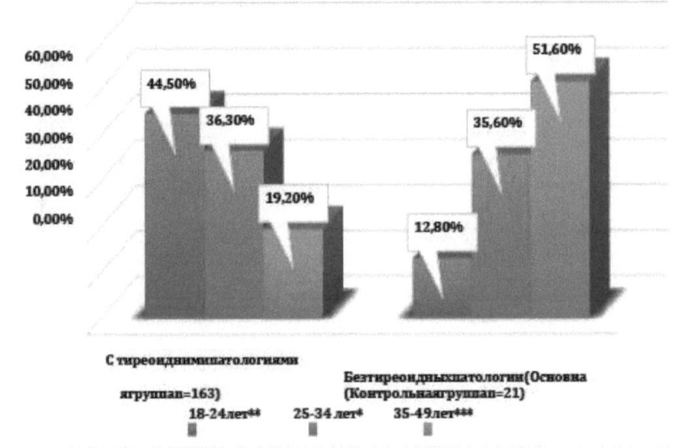

*** p < 0,001 - a fiabilidade da diferença entre os indicadores dos dois grupos é muito elevada.

** p<0,01 - a diferença entre os indicadores dos dois grupos é muito significativa.

* p>0,05 - a diferença entre os indicadores dos dois grupos não é significativa.

Figura. Prevalência de mastite em diferentes faixas etárias.

Quando os doentes foram classificados por grupo etário, verificou-se que o principal grupo de doentes (44,5%) era constituído por mulheres em idade fértil precoce (18-24 anos), ao passo que no grupo de controlo, as mulheres desta idade eram as que tinham menos doentes (12,8%) (p<0,01).

As mulheres em idade fértil média (25-34 anos) foram observadas em proporções quase iguais (36,3%/35,6%) entre o grupo principal e o grupo de comparação (p>0,05).

As mulheres em idade fértil tardia (35-49 anos) constituíam uma proporção significativamente menor (19,2%) das pacientes do grupo principal, enquanto que no grupo de controlo foram observadas mais mulheres desta idade (51,6%) (p<0,001)

Classificação etária dos doentes com várias patologias da tiroide. glândula.

Ao dividir os doentes com as várias formas nasais de patologia da tiroide por grupos etários, verificou-se a seguinte situação (Figura 2). Ao dividir os doentes com patologia da tiroide por grupos etários, verificou-se que a maioria dos doentes com bócio tóxico difuso e adenoma tireotóxico (66,7%/83,4%, respetivamente)
mulheres em idade fértil precoce (18-24 anos), enquanto no grupo de controlo e nas mulheres desta idade se observou o menor valor (12,8%) (p<0,001).

Pelo contrário, não foram observadas mulheres em idade fértil tardia (35-49 anos) entre os doentes com bócio tóxico difuso e adenoma tireotóxico e, nos doentes que constituíram o grupo principal, o diagnóstico de bócio nodular foi mais frequente (38,2%) do que entre os doentes com bócio nodular, e no grupo de controlo verificou-se que as mulheres (51,6%) foram as mais frequentemente observadas (p<0,001).

Os factores de risco apresentados em estudos anteriores em mulheres com mastopatia foram estudados separadamente (Fig.).

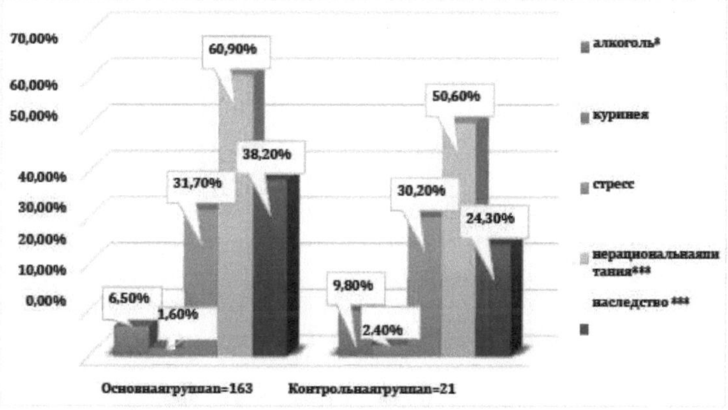

*** p < 0,001 - a fiabilidade da diferença entre os indicadores dos dois grupos é muito elevada.

** p<0,01 - a diferença entre os indicadores dos dois grupos é muito significativa.

Factores de risco em doentes com mastopatia.

No exame das doentes com maus hábitos, a alimentação irracional foi encontrada na maioria (60,9%/50,6%) das doentes com mastopatia, seguida do stress agudo e crónico (61,7%/30,2%), do consumo de álcool (6,5%/9,8%) e o tabagismo foi o menos observado (1,6%/2,4%).

De acordo com os dados sobre os antecedentes das pacientes com factores de risco ginecológico mencionados na literatura e nos estudos realizados antes de nós, observou-se a seguinte situação. Verificou-se que 2 ou mais abortos na história, infertilidade primária e secundária eram significativamente mais frequentes no grupo principal de doentes em comparação com o grupo de controlo (p < 0,01). Os primeiros nascimentos em idade fértil tardia foram significativamente mais frequentes no grupo principal de doentes do que no grupo de controlo (p < 0,001). A diferença entre as taxas de ambos os grupos para informação sobre atividade sexual irregular e métodos contraceptivos não foi considerada fiável. (p>0,05) De acordo com os dados anamnésicos recolhidos sobre os tipos de contraceção incluídos nos factores de risco da mastite, a grande maioria (42,4%) do grupo de controlo não utilizava contraceção. O dispositivo intrauterino (DIU) foi o método contracetivo mais utilizado (33,33%/35,54% em ambos os grupos, respetivamente) e o método contracetivo oral foi o menos utilizado (12%).

Foram estudados os antecedentes hormonais de mulheres em idade reprodutiva com mastopatia com patologia da tiroide (grupo principal) e sem (grupo de comparação). Verificou-se que nas doentes com hipotiroidismo do grupo principal o nível médio de TTG foi de 10,59±1,69 μME/ml, 0,299±0,13 μME/ml nas doentes com hipertiroidismo, 2,34±0,26 μME/ml nas doentes com eutiroidismo, no grupo de comparação foi de 2,27±0,19 μME/ml (p<0,001). A média de T4 livre no soro em pacientes com hipotireoidismo no grupo principal foi de 9,33±0,77 pg/ml, 19,39±1,33 pg/ml em pacientes com hipertireoidismo, 14,75±0,26 pg/ml em pacientes eutireoidianos. no grupo de comparação foi de 13,89±0,39 pg/ml. foi (p<0,01). A quantidade de insulina no soro era de 16,77±0,64 mEd/ml nos doentes hipotiroideos e no grupo de controlo era de 13,89±1,94 mEd/l (p<0,05). A quantidade de insulina no soro era de 8,5 6±1,12 mE/l nos doentes com hipertiroidismo e de 9,24±1,12 mE/l nos doentes eutiroideus, não sendo significativamente diferente do grupo de comparação (p>0,05). Em comparação, nos doentes com hipotiroidismo, observaram-se valores significativamente mais elevados de At para a tiroperoxidase (284,6 ± 3,36 ME/ml), ao passo que nos doentes com hipertiroidismo foi de 186,15 ± 1,12 ME/ml, sendo que (p<0,05) 36,4±1,12 ME/ml nos doentes eutiroideus não diferiu significativamente (p>0,05) do grupo de comparação (28,4±1,12 ME/ml).

A hiperprolactinemia, que é a principal causa de mastite na maior parte da literatura, foi observada em valores normais (296,7 ± 2,23 mIU/l) em doentes sem patologia da tiroide, enquanto que em doentes hipotiroideos foi observada em valores acentuadamente elevados (495,6 ± 2,23 mIU/l.) 3,36 UI/ml) (p<0,05).

A quantidade de prolactina nos doentes hipertiroideos é de 238,9±1,12 UI/ml, sendo de 324,2±1,12 UI/ml nos doentes eutiroideos. (p<0,05).

O estudo investigou as alterações hormonais que revelaram diferentes formas de mastopatia. Das 63 doentes com mastopatia fibrosa difusa, 34 (53,97 ± 0,86%) tinham eutiroidismo, 23 (36,51 ± 0,44%) tinham hipotiroidismo e 6 (9,52 ± 0,31%) tinham hipertiroidismo. A hiperprolactinémia foi observada em 20 (31,75 ± 0,29%) deste grupo e a hiperinsulinémia em 21 (33,33 ± 0,34%). Dos 111 doentes com mastopatia quística do grupo, 49 (44,14 ± 0,26%) tinham hipotiroidismo, 48 (43,24 ± 0,24%) tinham eutiroidismo e 14 (12,61 ± 0,95%) tinham hipertiroidismo. A hiperprolactinémia foi observada em 33 (29,73 ± 0,83%) deste grupo e a hiperinsulinémia em 45 (40,54 ± 0,17%).

Foi estudada a associação entre 3 níveis de mastalgia, que é o principal sinal clínico da mastite, e o estado funcional da glândula tiroide. Neste caso, 72 (39,13±3,60%) do total de doentes sob controlo tinham dor ligeira e 61 (33,15±1,56%) tinham dor moderada. Verificou-se que 51 doentes (24,46±0,97%) apresentavam dor grave e intensa.

A fim de estudar a influência da patologia da tiroide na evolução clínica da mastite, foram estudados os sinais clínicos de mastite, mastalgia e lactorreia nos grupos principal e de comparação (Fig. 4).

Verificou-se que no grupo principal de doentes foi observada maioritariamente (60,9%) mastalgia não cíclica não relacionada com o ciclo menstrual, enquanto no grupo de comparação esta condição foi detectada em casos muito raros (9,5%) (p<0,001).

A mastalgia no grupo principal de doentes foi predominantemente unilateral (62%), enquanto no grupo de comparação esta condição foi predominantemente (57,1%) bilateral (p<0,01).

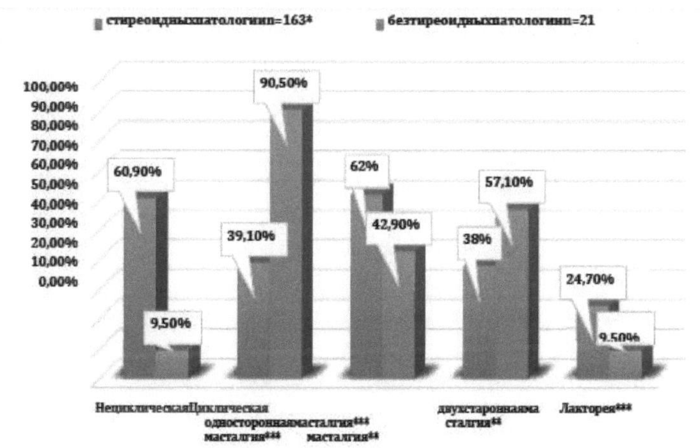

*** p < 0,001 - a fiabilidade da diferença entre os indicadores dos dois grupos é muito elevada.

** p < 0,01 - a diferença entre os indicadores de ambos os grupos é altamente significativa.

Influência da patologia da tiroide na evolução clínica da de mastite.

A fim de estudar a influência da patologia da tiroide na evolução clínica da mastite, estudámos a relação entre os 3 níveis de mastalgia, o principal sinal clínico da mastite e os níveis séricos de TTG (Quadro 2).

A intensidade de dor mais baixa foi encontrada em doentes com níveis séricos de TTG de 1,0 - 2,0 μIU/ml e 0,4-1,0 μIU/ml, não tendo sido detectada dor significativa em nenhum dos doentes.

Relação entre a quantidade de hormonas da tiroide e a evolução clínica da mastite.

evolução da mastite.

№	TSH	Dor ligeira		Dor moderada		Dores fortes		GERAL	
		abs	%	abs	%	abs	%	abs	%
1	<0,001	7	41,18	8	47,06	2	11,76	17	9,24
2	0,001-0,4	9	69,23	2	15,38	2	15,38	13	7,07
3	0,4-1,0	1	33,33	2	66,67	0	0,00	3	1,63
4	1,0-2,0	20	71,43	8	28,57	0	0,00	28	15,2
5	2,0-3,0	19	70,37	6	22,22	2	7,41	27	14,67
6	3,0-4,0	5	22,73	10	77,27	7	31,82	22	11,96
7	4,0-10	6	15,00	20	50,00	14	35	40	21,74
8	10<	5	14,71	5	14,71	24	70,59	34	18,48
Total		72	39,13	61	33,15	51	24,46	184	100,00

As pontuações mais elevadas de intensidade da dor foram observadas em doentes com hipotiroidismo subclínico e manifesto (P<0,001).

Verificou-se que a maioria das doentes com mastalgia ligeira (59,77 ± 1,26 %) eram eutiroides, enquanto mais de metade (50,65 ± 1,70 %) das doentes com síndrome de dor grave eram hipotiroides (p<0,05). Não foi observada tal diferença na mastopatia com hipertiroidismo (p>0,05).

Nos estudos, verificou-se que as doentes do grupo principal tinham dores bilaterais na mama não relacionadas com o ciclo menstrual, ao passo que as doentes do grupo de comparação eram principalmente incomodadas por dores relacionadas com o ciclo menstrual e de carácter transitório.

O estudo BI-RADS revelou as seguintes alterações mamárias em várias patologias da tiroide. Em particular, de todos os doentes (184) incluídos no estudo, a maioria (176/95,6%), apresentava alterações caraterísticas das categorias 1,2,3 do BI-RADS. Quando estudámos as formas de patologia tiroideia em cada uma destas categorias, verificámos que nas subcategorias (BI-RADS 1) foi detectada uma incidência relativamente elevada de bócio nodular em estado eutiroideu, mas à medida que a categoria BI-RADS aumentava, a sua proporção diminuía e a proporção de doentes com tiroidite autoimune aumentava. No nosso estudo, a categoria BI-RADS 1 corresponde a 64 (34,7%) casos desta categoria. Destes, 26 (14,1%) bócio nodular em estado eutiroideu, 21 (11,4%) em contexto de tiroidite autoimune, 4 (2,1%) em contexto de bócio tóxico difuso e 1 (0,5%) em contexto de adenoma tireotóxico e 11 destas alterações (6%) ocorreram na ausência de patologia tiroideia.

O BI-RADS 2 foi observado em 38,5% dos pacientes do nosso estudo. Destes, 26 (14,1%) eram devidos a bócio nodular, 39 (21,1%) a tiroidite autoimune, 1 (0,5%) a bócio tóxico difuso e 2 (1%) a adenoma tireotóxico.

Os parâmetros clínicos e laboratoriais e os dados ecográficos dos doentes identificados como BI-RADS tipo 3 nos achados ecográficos da mama foram acompanhados durante 3 anos.

No estudo efectuado pelos investigadores da filial de Urgench da TMA, foram detectados 41 casos desta categoria. Destes, 12 (29,3%) eram devidos a bócio nodular, 20 (48,8%) a tiroidite autoimune, 3 (7,3%) a bócio tóxico difuso e 2 (4,9%) a adenoma tireotóxico.

Todos os doentes foram observados em dinâmica no contexto do tratamento a cada 3-6 meses durante 3 anos. Dezanove doentes (10,3%) com alterações reduzidas ou positivas foram incluídos na categoria BI-RADS -2, e 12 (6,5%) doentes com alterações negativas foram incluídos na categoria BI-RADS - 4.

No estudo, foi efectuada uma biopsia aspirativa por agulha fina (PAAF) da mama em 8 doentes diagnosticadas com BI-RADS tipos 4 e 5 de acordo com a ecografia mamária.

No estudo efectuado pelos nossos investigadores da filial de Urgench da TMA, foram observados 6 casos da categoria BI-RADS - 4. Destes, 4 (66,8%) foram observados em pacientes com AIT, 1 (16,6%) em pacientes com DTZ e 1 (16,6%) em pacientes com adenoma tireotóxico.

Foi efectuada uma biopsia por aspiração com agulha fina em 7 doentes diagnosticados com BI-RADS 4. Como resultado, verificou-se que 4 doentes apresentavam quistos calcificados e hipervasculares com mais de 2-3 cm e 3 doentes apresentavam fibroadenomas com mais de 5 cm com mastopatia quística fibrosa. Todas estas doentes foram encaminhadas para acompanhamento por um mamologista. Foi detectado T1N0M0 no relatório histológico da única doente do nosso estudo que apresentava uma alteração da categoria 5 do BIRADS. Como resultado, foi submetida a mastectomia unilateral e linfadenectomia axilar e recebeu quimioterapia 5 vezes.

Nenhum dos doentes do estudo apresentava sintomas específicos do BI-RADS-6.

Comparações das alterações da tiroide e da mama segundo os sistemas TI-RADS e BI-RADS e o efeito do tratamento dos distúrbios hormonais identificados na mastite. A comparação da tiroide e das glândulas mamárias dos doentes incluídos no estudo, de acordo com os sistemas TI-RADS e BI-RADS, revelou o seguinte (Tabela).

Interdependência das alterações da tiroide e da mama.

Categoria sobre BI RADS	Categoria no TI-RADS												Total	
	1 n=47		2 n=37		3 n=50		4 n=28		5 n=1		Sem anomalias da tiroide, n = 21			
	abs	%	abs	%	abs	%	Abs	%	abs	%	abs	%	abs	%
1 n=59	26	55,32	10	27,03	8	16,00	4	14,29	0	0,00	11	52,38	59	32,07
2 n=77	19	40,43	23	62,16	21	42,00	8	28,57	0	0,00	6	28,57	77	41,85
3 n=40	2	4,26	3	8,11	18	36,00	12	42,86	1	100,00	4	19,05	40	21,74
4 n=6	0	0,00	1	2,70	2	4,00	3	10,71	0	0,00	0	0,00	6	3,26

5 n=1	0	0,00	0	0,00	1	2,00	0	0	0	0,00	0	0,00	2	1,09
total	47	100,00	37	100,00	50	100,00	28	100,00	1	100,00	21	100,00	184	100,00
P	Qui-quadrado de Pearson = 58,105; p = 0,001													

Em 59 doentes com alterações mamárias correspondentes ao grau I do BI-RADS de acordo com os achados ecográficos, em (55,32%) doentes as alterações correspondiam ao grau I do TI-RADS, em 10 delas (27,03%) correspondiam ao TI-RADS 2, 8 doentes (16%) estavam incluídas no TI-RADS grau 3, em 4 doentes (14,29%) foram determinadas as alterações incluídas no TI-RADS 4.

Em 77 doentes com alterações mamárias correspondentes ao grau II do BI-RADS de acordo com os achados ecográficos, 19 (24,6%) doentes tinham alterações correspondentes ao grau I do TI-RADS, 23 delas (29,8%) correspondiam ao grau 2 do TI-RADS, 21 doentes (27,27%) estavam incluídas no grau 3 do TI-RADS, 8 doentes (10,4%) tinham alterações incluídas no grau 4 do TI-RADS e 6 doentes não tinham patologias da tiroide.

Em 41 doentes as alterações mamárias correspondiam ao grau III do BI-RADS de acordo com os achados ecográficos, em 2 (4,9%) doentes as alterações correspondiam ao grau I do TI-RADS, em 3 (7,3%) correspondiam ao TI- RADS 2, 19 doentes (46,3%) estavam no grau 3 do TI-RADS, em 12 doentes as alterações correspondiam ao TI-RADS I, em 3 (7,3%) correspondiam ao TI- RADS 2.

(29,2%) identificaram alterações incluídas no TI-RADS 4, apenas 1 (2,5%) doente apresentava alterações correspondentes ao TI-RADS 5 e 4 (9,7%) doentes não apresentavam patologia tiroideia. Nenhum dos doentes no grau BIRADS 4 apresentava alterações da tiroide segundo os achados ecográficos correspondentes ao TI-RADS 1, dos 6 doentes 1 (16,7%) correspondia ao TI-RADS 2, 2 doentes (33,33%) apresentavam alterações TI-RADS 3 e 3 doentes (50%) apresentavam alterações TI-RADS 4.

Em 1 doente com alterações mamárias correspondentes ao grau 5 do BI-RADS, os resultados da ecografia da tiroide mostraram que estes resultados correspondiam ao grau 3 do TI-RADS.

As doentes do grupo BI-RADS 1,2,3, de acordo com os resultados da ecografia mamária, foram seguidas durante 3 anos de acompanhamento dinâmico com todos os resultados dos exames clínicos e laboratoriais e dos resultados da ecografia, tendo sido também monitorizada a eficácia do tratamento medicamentoso. As doentes com alterações mamárias BI-RADS 4.5 na ecografia foram submetidas a biópsia por aspiração com agulha fina. Com base nos resultados da biopsia, foram identificados quistos calcificados e hipervascularizados com 2-3 cm em 3 de 6 doentes. Nas restantes 3 doentes com mastopatia por fibrose quística, foram identificados fibroadenomas com mais de 5 cm. As doentes foram encaminhadas para acompanhamento por um oncologista mamológico.

Apenas 1 doente com BI-RADS 5 foi submetida a mastectomia e os resultados histológicos revelaram $T1N_0M_0$ - transferida para acompanhamento oncológico.

O grau de mastalgia no contexto do tratamento de doentes com diferentes estados funcionais da glândula tiroide, a conclusão da ecografia de acordo com o sistema BI-RADS da mama, a conclusão de acordo com o sistema TI-RADS da glândula tiroide no período pré e pós-tratamento. (Tabela).

Estudar o efeito do tratamento da patologia da tiroide na evolução da mastite.

Tiroide y Estado	Grau de mastalgia			Categorias BI-RADS			Categorias de THYRADS		
	D.L.	P.L.	P	D.L.	P.L.	P	D.L.	P.L.	P
Eutiroidismo	4,51±0,17	3,91±0,54	p>0,05	3,45±0,16	3,12±0,21	p>0,05	3,23±0,23	2,94±0,11	p>0,05
Hipotiroidismo	7,13±0,36	5,82±0,26	p<0,001	4,87±0,35	3,91±0,55	p<0,001	4,53±0,33	3,66±0,15	p<0,001
Hipertiroidismo 3	4,91±0,85	3,1±0,24	p<0,001	2,85±0,76	2,12±0,71	p<0,05	3,86±0,42	3,12±0,82	p>0,05
Sem tiroide Patologias	4,54±0,36	4,34±0,54	p>0,05	3,56±0,23	3,19±0,04				

D.L. - Antes do tratamento P.L. - Depois do tratamento

1 p<0,05 - fiabilidade das diferenças entre os grupos principal e de comparação - baixa

2 * p<0,001 - fiabilidade das diferenças entre os grupos principal e de comparação - elevada

3 ** p<0,01 - fiabilidade das diferenças entre os grupos principal e de comparação - média

O iodeto de potássio foi recomendado numa dose de 200 µg/dia a doentes diagnosticados com bócio eutiroideu. A escala numérica da dor após o tratamento foi de 4,51 ± 0,17 para 3,91 ± 0,54, a pontuação da ecografia mamária foi de 3,45 ± 0,16 para 3,12 ± 0,21 na média BI-RADS, a pontuação da ecografia da tiroide foi reduzida de 3,23 ± 0,23 para 2,94 ± 0,11 (p>0,05).

Às doentes com hipotiroidismo e mastopatia diagnosticada foi recomendada levotiroxina sódica na dose de 1,2-1,6 mcg/kg/dia, e os índices acima referidos foram monitorizados de forma dinâmica. A conclusão da escala numérica de dor de 7,13±0,36 para 5,82±0,26 (p<0,001); A conclusão da ecografia mamária diminuiu em média BI-RADS de 4,87 ± 0,35 para 3,66 ± 0,15 (p<0,001); A conclusão da ecografia da tiroide revelou uma diminuição em média TI-RADS de 4,53 ± 0,33 para 2,94 ± 0,11 (p<0,001).

A doentes com mastopatia diagnosticada com hipertiroidismo foi recomendado tiamazol na dose de 20-30 mg/dia, com os parâmetros acima monitorizados em dinâmica. A mastalgia variou de 4,91 ± 0,85 para 3,1 ± 0,24 (p<0,001); os achados ecográficos mamários diminuíram de uma média de 2,85 ± 0,76 para 2,12 ± 0,71 (p<0,05) pelo BI-RADS; os achados ecográficos tireoidianos diminuíram de uma média de 3,86 ± 0,42 para 3,12 ± 0,82 (p > 0,05) pelo TI - RADS.

Muitos estudos investigaram o efeito da resistência à insulina e do hiperinsulinismo no curso da mastite, mas como este fator não foi estudado em doentes com mastite na nossa região, concentrámos parte do nosso estudo no hiperinsulinismo e no seu efeito no curso da mastite (Tabela).

Correlação entre a redução da resistência à insulina e a evolução clínica sinais de mastite.

	abs	Insulina DO cura	Insulina após o tratamento	P	Tratamento de Stepan mastalgido	Stepan mastalgie depois do tratamento	P	BI categorias RADS e até cura	BI Categorização RADS e pós-tratamento	P
A	50	19,73±0,14	10,38±0,19	<0,001	5,51±0,27	4,23±0,34	<0,001	3,48±0,12	2,83±0,13	<0,05
B	21	17,43±0,3	16,98±0,3	>0,05	5,35±0,18	5,12±0,46	>0,05	3,43±0,13	3,13±0,83	>0,05

A - tratados regularmente B - tratados irregularmente

* p<0,05 - fiabilidade das diferenças entre os grupos principal e de comparação - baixa

2 * p<0,001 - fiabilidade das diferenças entre os grupos principal e de comparação - elevada

3 ** p<0,01 - fiabilidade das diferenças entre os grupos principal e de comparação - média

Para o efeito, os doentes com hiperinsulinismo do estudo foram divididos em 2 grupos:

A. doentes que cumprem integralmente as recomendações (dieta, atividade física, metformina 1000 mg/dia)

B. Pacientes que não cumprem as recomendações. Foi monitorizada a dinâmica dos níveis séricos de insulina, a ecografia mamária, o relatório BI-RADS e a evolução clínica da mastite.

A. O nível de insulina no grupo de pacientes no fundo do tratamento foi de 19,73 ± 0,14 mU / ml. diminuiu de 10,38 ± 0,19 mU / ml (p <0,001), a mastalgia diminuiu de 5,51 ± 0,27 para 4,23 ± 0,34 (p <0,001), o BI-RADS na conclusão do ultrassom da mama diminuiu de 3,48 ± 0,12 para 2,83 ± 0,13 (p <0,05).

B. No grupo de pacientes, a quantidade de insulina no fundo do tratamento foi de 17,43 ± 0,31 mU / ml. diminuiu de 16,98 ± 0,30 mU / ml (p> 0,05), a mastalgia diminuiu de 5,35 ± 0,18 para 5,12 ± 0,46 (p> 0,05) e o nível de BI-RADS no ultrassom das glândulas mamárias diminuiu de 3,43 ± 0,13 para 3,13 ± 0,83 (p> 0,05).

Assim, o tratamento dos distúrbios endócrinos em doentes com mastopatia tem um efeito positivo na evolução clínica da doença e nos indicadores do sistema BI-RADS na ecografia (p<0,01).

Com base na investigação "Caraterísticas das disfunções da tiroide e da mastopatia nas mulheres em idade fértil do Priaralie meridional", são apresentadas as seguintes conclusões:

1. Nas mulheres em idade fértil do Priaralie Sul, os factores de risco para a mastopatia são - alimentação irracional (60,9%), stress agudo e crónico (61,7%), predisposição genética (38,2%), dos quais (50%) foram observados em idade fértil mais avançada. A presença de patologia da tiroide aumenta a ocorrência de mastopatia na idade fértil precoce (44,5%) e em (19,2%) na idade fértil mais avançada ($p<0,001$).
2. A disfunção da tiroide é determinada em 88,5% das mulheres em idade fértil com mastopatia, as doentes com mastopatia manifesta e grave têm hipotiroidismo manifesto e subclínico, a mastopatia implícita está presente nas doentes com euteriose. Em doentes com um nível plasmático de TTG de 1,0 - 2,0 μME/ml, a mastopatia é insignificante (71,43±3,54%) em (25,00±3,18%) doentes com dor moderada, e também nenhum dos doentes com dor grave. Por outro lado, as doentes (70,59±7,81%) com um nível de TTG de 10,0 μME/ml e superior tinham mastite com dor intensa. ($p<0,001$)
3. O tratamento de perturbações endócrinas em doentes com mastopatia tem um efeito positivo na evolução clínica da e nos parâmetros de ultra-sons BIRADS. Em particular, a recomendação de levotiroxina sódica 1,2-1,6 μg/kg/dia a doentes com diagnóstico de hipotiroidismo diminuiu a categoria BI-RADS de 4,87±0,35 para 3,91±0,15 em média ($p<0,01$); a categoria TI-RADS diminuiu de 4,53±0,33 para 3,65±0,11 ($p<0,01$), a mastalgia diminuiu de 7,13±0,36 para 5,82±0,26 ($p<0,001$); a recomendação de metformina 1000 mg por dia a doentes com resistência à insulina diminuiu a mastalgia de 5,51±0,27 para 4,23±0,34 ($p<0,01$), a categoria BI-RADS de 4,1±0,12 para 3,19±0,13 ($p<0,05$);
4. Foi encontrada uma correlação entre a categoria TI-RADS na ecografia da tiroide e a categoria BI-RADS na ecografia mamária em doentes com mastopatia e patologia da tiroide. (Qui-quadrado de Pearson= 58,105; $p = 0,001$).
5. O tratamento dos distúrbios endócrinos em doentes com mastopatia tem um efeito positivo na evolução clínica da doença e nos parâmetros do sistema BI-RADS no exame ecográfico. Em particular, o tratamento com hormonas da tiroide em doentes com hipotiroidismo levou a uma diminuição da categoria de BI-RADS médio de 4,87 para 3,91 ($p<0,01$); a categoria TI-RADS diminuiu de 4,53 para 3,65 ($p<0,01$), a mastalgia diminuiu de 7,13 para 5,82 ($p<0,001$); a administração de metformina a doentes com resistência à insulina reduziu a mastalgia de 5,51 para 4,23 ($p<0,01$), a categoria BI-RADS em média de 4,1 para 3,19, resultando numa redução de 0,13 ($p<0,05$).

No estudo "Materiais e métodos de exame antropométrico da coluna vertebral em crianças e adolescentes que vivem na região do sul do Mar de Aral", realizado por investigadores da filial de Urgench da TMA O objeto do estudo eram 254 rapazes e 250 raparigas que residiam permanentemente na cidade de Urgench, região de Khorezm, 285 rapazes e 281 raparigas que residiam permanentemente nas zonas rurais do distrito de Shavat. A distribuição das crianças e adolescentes por sexo, idade e local de residência é apresentada no quadro (ver quadro).

Distribuição do contingente inquirido residente na cidade segundo Grupos

	Grupo I		Grupo II		111-grupo		IV-rpynna			
	1-3 anos de idade		De 4 a 7 anos		8-12 anos de idade		13-16 anos de idade		Geral	
	abs	%	Abs	%	abs	%	abs	%	abs	%
Rapazes	46	18,1	62	24,4	82	32,3	64	25,2	254	50,4
Raparigas	48	19,2	55	22,0	80	32,0	67	26,8	250	49,6
Total	94	18,7	117	23,2	162	32,1	131	26,0	504	100

Distribuição do contingente inquirido de residentes rurais por períodos de idade períodos de idade

	Grupo I		Grupo II		111-grupo		IV-rpynna			
	1-3 anos de idade		De 4 a 7 anos		8-12 anos de idade		13-16 anos de idade		Geral	
	abs	%	abs	%	Abs	%	abs	%	abs	%
Rapazes	59	20,7	72	25,3	83	29,1	71	24,9	285	50,4
Raparigas	72	25,6	77	27,4	74	26,3	58	20,6	281	49,6
Total	131	23,1	149	26,3	157	27,7	129	22,8	566	100

As medições antropométricas foram efectuadas com base nas orientações metodológicas e recomendações metodológicas de S.A. Orlov (1997) e N.H. Shomirzaev et al. (1998). Para a medição antropométrica das curvaturas da coluna vertebral, criámos um modelo útil "Dispositivo para medir as curvaturas da coluna vertebral". Foi obtida a patente n.º FAP 02046 de 08.08.2022 para o registo deste modelo de utilidade (ver Fig.).

As imagens de RM foram utilizadas para determinar as dimensões do canal da coluna cervical, torácica, lombar e coccígea. O canal vertebral nas regiões SI-SVII, TI-TXII, LI-LV e SI-SIV foi medido em milímetros (mm).

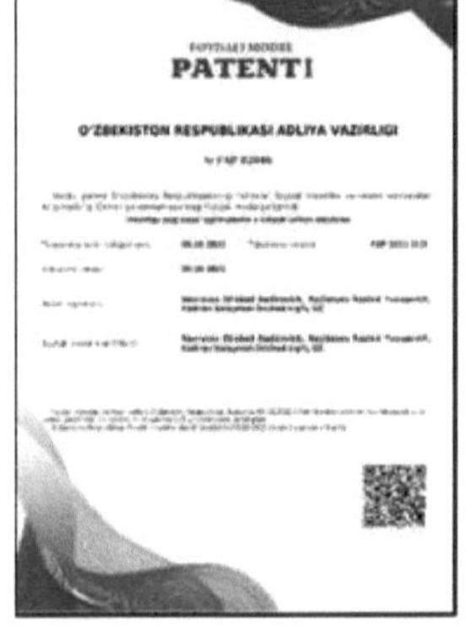
PATENTI

O'ZBEKISTON RESPUBLIKASI ADLIYA VAZIRLIGI

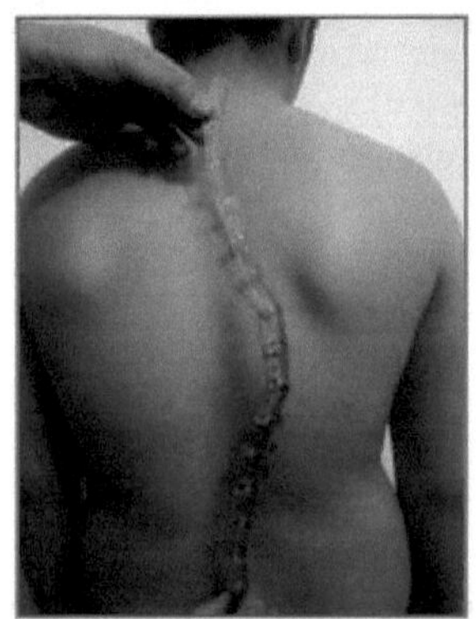

Peculiaridades das alterações relacionadas com a idade nos índices antropométricos de diferentes partes da coluna vertebral em rapazes urbanos com 1-16 anos de idade. As medições do comprimento da coluna cervical em rapazes urbanos mostram que, em comparação com os rapazes urbanos de 1-3 anos de idade, o comprimento da coluna cervical em rapazes de 4-7 anos de idade variou de 4,4±0,21 cm para 5,4±0,12 cm (t1=-4,19, aumentando para p1<0,0001). Nos meninos urbanos de 8-12 anos, o comprimento da coluna cervical foi de 6,0±0,61 cm, significativamente maior do que nos meninos urbanos de 1-3 anos. No entanto, em comparação com os meninos urbanos anteriores de 1-3, 4-7 anos de idade, houve uma desaceleração no crescimento do comprimento da coluna cervical (t1=-2,362, t2=-0,935, p1=0,020, p2=0,351). Nos rapazes urbanos com 13-16 anos de idade, o comprimento da coluna cervical foi de 7,1±0,52 cm (t1=-4,167, t2=-2,759, t3=-1,379, p1=0,0001, p2=0,007, p3=0,170).

Ao medir a coluna torácica, houve um aumento gradual de 15,4±1,23 cm para 31,0±5,63 cm. Não houve diferença significativa no crescimento da coluna torácica nas crianças do segundo e terceiro grupos etários em comparação com o primeiro grupo etário, e o grau de fiabilidade entre o primeiro grupo etário e o grupo adolescente foi elevado (t_1=- 2,283, p=0,024).

A coluna lombar, em comparação com o primeiro grupo etário, no segundo e terceiro grupos cresce em parâmetros fiáveis de 5,3±0,16cm para 6,1±0,32cm ($t_{(1)}$=-2,2, $p_{(1)}$)<0,030) em crianças de 4-8 anos e para 6,7±0,51cm (t_1=-2,15, t=-2,49, p1=0,034, p_2=0,014), e no grupo de adolescentes atinge 11,1±0,61cm (t_1=-7,796, $t_{(2)}$=-6,55, t_3=-5,341, p=0,0001, p_2=0,0001, p3=0,0001).

Os indicadores de crescimento mais fiáveis foram obtidos quando se mediu a coluna vertebral sacrococcígea. Assim, enquanto no grupo de 1-3 anos esta secção da coluna vertebral era de 4,5±0,14cm, no segundo grupo atingiu até 5,3±0,15cm (t1=-389, p1<0.0001), no terceiro 6,1±0,34cm (t1=-4,16, t=-2,1, p_1=0,0001, p_2=0,038), e no grupo dos adolescentes 10,6±1,23cm (t_1=-4,12, t_2=-3,67, t3=-3,165, p<0,0001, p2=0,0001, p3=0,002).

A medição do comprimento total da coluna vertebral revelou que na idade de 1-3 anos, o comprimento da coluna vertebral é de 29,6±3,4cm. Ao atingir os 4-7 anos de idade, a coluna vertebral cresce para 36±6,31cm (ti=-0,88, $p_{(1)}$)<0,381), no grupo dos 8-12 anos de idade, a coluna vertebral mede 43,7±5,21cm ($t_{(1)}$)=-2,21, t=-0,95, $p_{(1)}$)<0,029, p_2=0,346), abrandando o crescimento. Já na adolescência, o tamanho da coluna vertebral é de 59,8±9,21cm (t1=-2,647, t_2=-1,98, t3=-1,415, p<0,009, p2=0,050, p_3=0,159). Isto indica que a alteração das dimensões da coluna vertebral abranda com a idade em comparação com o primeiro grupo. O aumento do comprimento da coluna vertebral nos rapazes aos 14 anos de idade é mais intenso nas regiões lombar e torácica do que nas regiões cervical e sacrococcígea.

Peculiaridades das alterações relacionadas com a idade nos índices antropométricos de diferentes partes da coluna vertebral em rapazes rurais com idades compreendidas entre 1 e 16 anos. Como se pode observar nos rapazes que vivem em zonas rurais, há

um crescimento fiável da coluna cervical no segundo e terceiro grupos em relação ao primeiro (t_1=-2,04, $p_{(1)}$<0,043, t_1=-3,84, t=-1,74, p_1=0,000, p_2=0,084), e na adolescência houve um aumento significativo da coluna cervical em relação a todos os grupos etários anteriores (t_1=- 6,61, t=-4,38, t=-2,6, p1=0,000 p2=0,000, p3=0,010).
A coluna torácica desenvolve-se mais lentamente. Enquanto no grupo de 1-3 anos é de 15,1±3,2cm, atinge 31,61±7,36cm apenas na adolescência (t1=-1,96, p1=0,052)
Foram encontradas diferenças significativas no comprimento da coluna lombar entre o primeiro grupo 5,0±0,4 cm, o terceiro grupo 6,9±0,53 (t_1=- 2,830, $p_{(1)}$=0,005) e especialmente o grupo adolescente 11,5±0,56 cm (t_1=-9,19, t=- 7,80, t=- 5,95, p_1=0,0001, p_2=0,0001, p_3=0,0001). As maiores diferenças significativas de todos os grupos etários foram observadas no crescimento da coluna vertebral sacrococcígea de 4,3±0,11cm no primeiro grupo para 10,9±1,2cm no quarto grupo (t_1=-5,11, t=-4,42, t=-3,45, p_1=0,0001, p_2=0,0001, p_3=0,0001). Enquanto o comprimento total da coluna vertebral no grupo de rapazes rurais com 1-3 anos de idade é de 28,7±6,23cm, atinge gradualmente 61,15±7,36cm no grupo 4 (t_1=-3,31, t=-2,2, t=-1,455, p_1=0,001, p_2=0,030, p_3=0,148) por
a nível cervical, lombar e sacrococcígeo.
Alterações relacionadas com a idade nos índices antropométricos de diferentes partes da coluna vertebral em raparigas urbanas de 1-16 anos de idade. Nas raparigas urbanas, em comparação com o grupo de 1-3 anos, o tamanho da coluna cervical aumenta ligeiramente ($p_{(1)}$<0,509) no grupo de 4-7 anos. No grupo dos 8-12 anos, o tamanho da coluna cervical é significativamente maior do que nos grupos anteriores (t_1=-4,79, t_2=-2,06, p_1=0,0001, p_2=0,042). No entanto, em comparação com a idade anterior, o crescimento da coluna cervical abrandou para 7,4±0,81 cm (ti=-3,08, t2=-2,57, tß=-1,60, pi=0,003, p2=0,011, pz=0,111).
Não foram encontradas diferenças significativas no crescimento da coluna torácica em crianças do segundo e terceiro grupos etários em comparação com o primeiro grupo etário, o grau de fiabilidade entre o primeiro grupo etário e o grupo adolescente é baixo (t_1=-1,50, $t_{(3)}$=-0,55, p_1=0,136, p3=0,583).
O crescimento da coluna lombar, em comparação com o primeiro grupo, aumenta significativamente no grupo dos 8-12 anos de 5,0±0,15 cm para 6,9±0,82 cm (t_1=-2,096, p_1=0,038), e atinge 11,3±0,56 cm no quarto grupo ($t_{(1)}$=-9,03, t_2=- 7,44, t3=-4,566, p1=0,0001, p2=0,000, p3=0,0001).
Ao medir a espinha sacrococcígea, verificou-se que enquanto no grupo de 1-3 anos esta espinha era de 4,3±0,4cm, no segundo grupo atingiu até 5,6±0,11cm (t_1=-3,28, $p_{(1)}$<0,001), mas no terceiro grupo houve um abrandamento do crescimento em comparação com o segundo grupo 6,5±0,61cm (t_1=-2,893, t_2=-1,407, p_1=0,005 p_2=0,162). O quarto grupo mostrou um aumento significativo em relação a todos os grupos anteriores 10,9±1,24cm (tl=-4,24, t2=-3,67, t3=-2,95, p1=0,0001, p_2=0,0001, p3=0,004).
O comprimento total da coluna vertebral aumenta gradualmente de 28,6±5,83 cm no primeiro grupo para 60,7±12,4 cm no quarto grupo (t_1=-2,02, p_1=0,046). O aumento

do comprimento da coluna vertebral em raparigas com idades compreendidas entre os 13 e os 16 anos nas regiões cervical e sacro-coccígea é mais intenso em comparação com as regiões torácica e lombar.

Alterações relacionadas com a idade nos indicadores antropométricos de diferentes partes da coluna vertebral em raparigas rurais com idades compreendidas entre 1 e 16 anos. De acordo com os dados, tal como nas raparigas urbanas, a coluna cervical das raparigas rurais do segundo grupo aumenta ligeiramente ($p_{(1)}$)<0,588) em comparação com o primeiro grupo etário. No terceiro grupo etário, o tamanho da coluna cervical é significativamente maior do que nos grupos anteriores 5,9±0,43 cm (tl=- 2,31, $t_{(2)}$=-2,12, pl=0,023, p_2=0,035). Na adolescência, o comprimento da coluna cervical é de 7,36±0,12 cm. (tl=- 6.03, t_2=-6.58, t_3=-3.25, pl=0.000, p_2=0.000, p_3=0.001), abrandando em comparação com os 8-12 anos.

A coluna torácica desenvolve-se lentamente, não tendo sido observadas diferenças numéricas significativas em cada grupo etário, embora o comprimento da coluna torácica fosse significativamente maior, de 14,8±3,75 cm para 30,9±8,12 cm, em comparação com o primeiro grupo.

A coluna lombar das raparigas rurais começa a crescer intensamente no grupo dos 8-12 anos de idade, em comparação com os primeiros anos de vida. Especialmente o crescimento da coluna lombar aumenta significativamente durante a adolescência, atingindo 11,1±1,02 cm (ti=-4,60, t_2=-4,449, t3=-3,969, pi=0,0001, p_2=0,0001, p_3=0,0001). = A região sacrococcígea também se formou de 4,1±0,81 cm para 10,7±0,91 cm (ti -5,03, t2=-5,15, t3=-4,59, pi=0,0001, p2=0,0001, p3=0,0001).

O comprimento total da coluna vertebral no primeiro grupo etário é de 28±6,36 cm, só na adolescência atinge 60,3±12,3 cm à custa das secções lombar e sacrococcígea. No segundo e terceiro grupos etários, o crescimento da coluna vertebral abranda, e no período da puberdade, 13-16 anos de idade, observa-se uma nova aceleração do seu crescimento.

Crescimento e índices de massa corporal em crianças de 1 a 16 anos de idade residentes em áreas rurais e urbanas. O desenvolvimento da coluna vertebral e dos seus compartimentos está correlacionado com o desenvolvimento físico do organismo, especialmente o peso corporal e a altura. Foram encontradas diferenças na altura entre rapazes e raparigas urbanos e rurais. Enquanto a altura dos rapazes urbanos com 1-3 anos de idade era de 85,9±3,2 cm, a dos rapazes rurais era de 80,8±4,56 cm, a das raparigas urbanas era de 84,2±0,43 cm e a das raparigas rurais era de 80,6±7,21 cm. Na adolescência, os rapazes rurais crescem mais do que os seus homólogos urbanos, 159,7±6,3 cm em comparação com 163,9±7,3 cm. A altura das raparigas urbanas e rurais mantém-se praticamente a mesma. Não existe uma diferença estatisticamente significativa na altura entre crianças urbanas e rurais, mas foi encontrada uma tendência de diferença. Tanto os rapazes como as raparigas urbanos dos primeiros três anos de vida pesam (13,6±2,36kg e 13,5±3,12kg) ligeiramente mais do que os rapazes rurais (12,8±2,31kg e 12,3±1,91kg). No entanto, a partir dos quatro anos de idade, estes valores estabilizam um pouco. Na adolescência, os rapazes rurais (57,3±8,54kg) pesam mais do que os rapazes urbanos (54,9±13,3kg), mas as raparigas adolescentes urbanas pesam mais do que as raparigas rurais (52,4±12,6kg e 48,9±6,65kg).

"Caraterísticas comparativas da idade, sexo e alterações regionais dos parâmetros antropométricos da coluna vertebral de crianças de 1 a 16 anos" descreve os resultados do estudo da dinâmica das alterações dos parâmetros antropométricos da coluna vertebral, do peso corporal e da altura em crianças e adolescentes de 1 a 16 anos que vivem em zonas urbanas e rurais, tendo sido efectuada uma análise comparativa.

Análise comparativa dos parâmetros antropométricos da coluna vertebral cervical em crianças de 1-16 anos de idade residentes em zonas urbanas e rurais. Como se pode ver nos dados do diagrama, nos rapazes e raparigas de 1-3 anos de idade, a coluna cervical representava em média 15% do comprimento total de toda a coluna vertebral e, na adolescência, até 11,8%. O comprimento da coluna cervical aumentou 1,7 vezes em relação às crianças de 1-3 anos, 1,24 vezes em relação às crianças de 4-7 anos e 1,18 vezes em relação às crianças de 8-12 anos.

Peso corporal, altura e comprimento total da coluna vertebral em crianças urbanas com idades entre 1 e 16 anos.

com idades entre 1 e 16 anos.

	Categorias etárias	Altura (cm)	Peso (kg)	Comprimento da coluna vertebral (cm)
Grupo I	1-3 anos de idade	88,1±3,2	13,5±2,36	29,1±3,4
11-grupo	De 4 a 7 anos	112,9±4,29	19,7±4,3	35,7±6,31
Grupo de doentes	8-12 anos de idade	136.3±11,1	34,7±6,3	43,7±5,1
grupo IV	13-16 anos de idade	159,6±6,3	53,6±6,2	60,2±6,21

Peso corporal, altura e comprimento total da coluna vertebral. de crianças rurais com idades compreendidas entre 1 e 16 anos.

	Categorias etárias	Altura (cm)	Peso (kg)	Comprimento da coluna vertebral (cm)
Grupo I	1-3 anos de idade	80,7±4,56	12,5±2,31	28,3±3,27
II- grupo	De 4 a 7 anos	110,4±8,71	20,4±4,65	34,8±5,5
III- grupo	8-12 anos de idade	137,3±11,2	33,4±6,31	44,2±4,3
Grupo IV	13-16 anos de idade	160,9±6,3	53,1±8,54	60,7±5,1

Assim, com base nos dados obtidos e apresentados acima durante o estudo antropométrico, os rapazes e raparigas de 1-3 e 4-7 anos de idade (Grupo I e II) que vivem na cidade têm uma vantagem nos indicadores antropométricos da coluna vertebral em comparação com os seus pares que vivem em áreas rurais. Os rapazes de

8-12 e 13-16 anos de idade (Grupo III e IV) que vivem em condições rurais têm uma vantagem na dinâmica de crescimento da coluna vertebral em comparação com os seus pares que vivem na cidade. A dinâmica das mudanças nos indicadores antropométricos da coluna vertebral em rapazes e raparigas de 1-16 anos de idade está associada à influência do ambiente (zonas rurais e urbanas), sexo, idade e indicadores de desenvolvimento físico (peso corporal e altura).

De acordo com os resultados da investigação "Peculiaridades etárias dos índices antropométricos de diferentes partes da coluna vertebral em crianças até à adolescência que vivem na região do Sul do Mar de Aral", foram tiradas as seguintes conclusões:

1. Não houve diferença estatisticamente significativa entre os valores absolutos do comprimento total da coluna vertebral em meninos residentes em áreas urbanas e rurais nas diferentes faixas etárias, enquanto os valores absolutos do comprimento total da coluna vertebral até a idade de 7 anos foram predominantes em crianças urbanas, e a partir da idade de 8 anos tornaram-se dominantes em crianças residentes em áreas rurais.

Esta doença manifesta-se em todas as partes da coluna vertebral e especialmente na coluna cervical.

2. Os valores absolutos do comprimento total da coluna vertebral das raparigas urbanas e rurais em diferentes grupos etários eram quase os mesmos. O comprimento absoluto da coluna lombar e sacrococcígea era maior nas raparigas urbanas do que nas raparigas rurais.

3. Enquanto o crescimento das crianças urbanas no grupo etário de 1-3 anos foi 13,6 por cento superior ao das crianças rurais, esta diferença diminuiu acentuadamente no grupo etário seguinte (mais de 2,9 por cento no grupo etário de 4-7 anos), tornou-se quase igual no grupo etário de 8-12 anos e, a partir dos 13-16 anos, tornou-se dominante entre as crianças rurais. Esta condição manifestou-se em todas as regiões da coluna vertebral e especialmente na coluna cervical. O peso corporal das crianças urbanas e rurais nos diferentes grupos etários não diferiu praticamente até à adolescência, altura em que, na adolescência (13-16 anos), o peso corporal das crianças rurais começou a prevalecer sobre o das crianças urbanas.

4. As alterações no crescimento dos rapazes urbanos e rurais em diferentes grupos etários inverteram a tendência das crianças do grupo geral e, a partir dos 8-12 anos de idade, a superioridade das crianças rurais tornou-se evidente. Enquanto o peso corporal dos rapazes urbanos e rurais é praticamente o mesmo aos 1-3 e 4-7 anos de idade, aos 8-12 anos, o peso dos rapazes urbanos começa a dominar o dos rapazes rurais, e na adolescência (13-16 anos), pelo contrário, o peso dos rapazes rurais começa a dominar o peso dos pares urbanos.

5. A altura das raparigas urbanas no grupo etário de 1-3 anos era 12,7% superior à das raparigas rurais, enquanto nos grupos etários seguintes não havia praticamente nenhuma diferença na altura dos dois grupos de raparigas comparados. O peso corporal das raparigas urbanas e rurais, bem como o comprimento do corpo, não

diferiram até à adolescência. Durante a adolescência (13-16 anos), o peso das raparigas rurais começou a dominar o das raparigas urbanas.

Diagrama sobre o impacto no organismo dos factores ambientais da região Priaralie do Sul (por R.B.Abdullaev. e A.M.Bakhtiyarova)

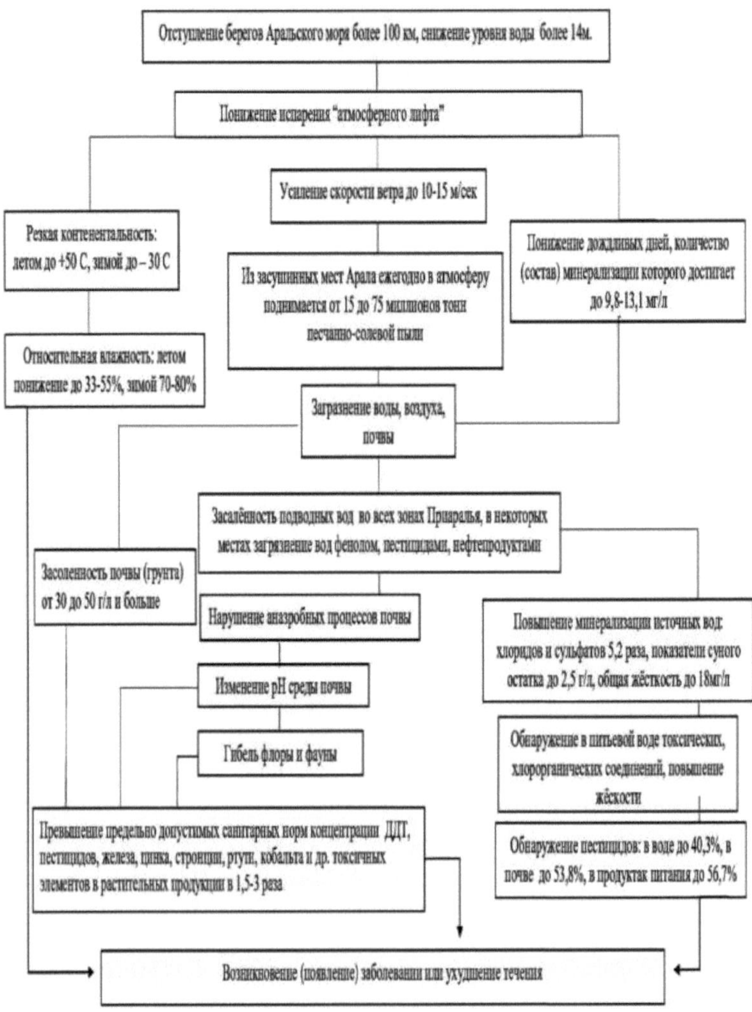

De acordo com o controlo da qualidade da água da MHI String pelo SIAC de Khorezm para o 4° trimestre de 2022.

Nº	Local de seleção (instalação)		IIIIIII	Ponto de descarga	Descarga de águas residuais milhares de m3/dia	Data de seleção	Teor de ingredientes, mg/d.m3														
							Coorte de amostras pcs	pH	chupeta de joelho mgO₂/dm'	CBO5 mgOUdm".	Pelotão. marco mg/dm³	Resíduos secos mg/dm³	Cl. mg/dm³	SO4 mg/dm³	NO2 mg/dm³	N114 mg/dm³	NO3 mg/dm"	Fe mg/dm³	P mg/dm³	Cg+6 mg/dm³	Zn mg/dm³
1	2	3	4	5	6	7	8	9	10	11	12	13	14	15	16	17	18	19	20	21	22
1	"GURLAN. TEIAS GLOBAIS". MCHJ	recibos	307480031	Shanti kall-tor	700	18.10.2022	1	8.77	desligado	75	199	2100	819	915	1.6	10	5	4.6	0,64	0,206	0.172
		reposto					1	8.3	desligado	40	60	1794	663	720	2,34	1.4	3.4	0,54	0.09	0,056	0,54
		acima					1	7.79	9.2	13,5	141	1356	234	280	0,64	3.2	1,2	0,38	0,264	0,054	0.496
		abaixo					1	8.4	7,7	20	79	1554	351	410	0,46	5	1.6	0,96	0,02	0,12	0,728
2	"Grupo Uztex" MSCH	recibos	204651661		28	14.12.2022	1	7,42	OTS	45	520	2850	670	740	6,4	11,2	3.75	1,16	0,8	0,08	1,34
		reposto					1	7,39	0,6	37,5	384	2390	574	620	1,76	10,4	3,4	0,5	0,72	0,056	1,008
		acima					1	7,62	6,2	17	165	1780	415	465	0,86	8,8	1	0,4	0,496	desligado	0,472
		abaixo					1	7,5	0,78	20	272	2150	510	550	1,04	10	2	0,48	0,6	0,03	0,728
3	"KHOREZM TECH" .mj	betão n.º 1	302413758		25	27.10.2022	1	9	desligado	69	210	1935	479	500	0,2	12,8	6	0,16	0,64	0,26	0,892
		betão n.º 2					1	9.3	OTS	75	235	1990	574	540	0,24	14	7.8	0,18	0,76	0,294	0,96
4	"Hazorasp textil" por MZH	CNS	300074865			14.11.2022	1	7.54	desligado	37,5	165	1189	287	350	5,82	11,2	5	1,54	0,264	0,254	0,12
5	"FINANÇAS TÊXTEIS KHOREZM" MJ	recibos	304758460	R. Poliazov kall-tor	46,8	03.11.2022	1	7,87	0,3	25	87	2300	606	700	6,4	12	5.4	1,82	0,17	0,23	0,54
		reposto					1	7,57	0,78	15	52	1935	467	560	5,44	8	3.4	0,64	OD	0,05	0,4
		acima					1	7,7	1,57	7,5	29	2460	510	706	5,6	3,4	5	0,25	0,002	OTS	0,356
		abaixo					1	7,71	1,6	10	42	2180	479	654	5,78	5,4	4,8	0,36	0,008	0,01	0,38
6	Urgench O.C	recibos	201733481	Chakkakul call-tor	81	08.11.2022	1	9.6	febre	100	305	2320	670	705	2,48	13,6	8.8	2,88	0,64	0,3	0,96
		reposto					1	9.05	desligado	95	195	2140	638	660	1,76	11.2	7,2	2.24	0,56	0,26	0,82
		acima					1	7,55	6,9	20	PO	1350	415	440	0,6	3	1.6	0,1	0,14	0,0032	0.076
		abaixo					1	8,15	5,3	21.2	155	1480	467	510	0,86	5.4	2.4	0.76	0,168	0,11	0,188
7	Yupnak O.C	recibos	201733481	Chikirchikal l-tor	11	08.11.2022	1	8,92	OTS	55	260	1520	467	495	0,64	13,6	3.4	0.8	0,76	0,4	0,704
		reposto					1	8,65	4	40	175	1410	415	460	0,46	11,2	2.9	0,48	0,56	0,096	0,66
		acima					1	7,24	7,5	13,7	75	1100	319	365	0,32	2,6	1	0.16	0,324	OTS	0,096
		NIJS					1	7,4	7,1	20	95	1240	383	405	0,34	5,4	1.2	0,28	0,4	0,0432	0.356

8	HivaO.S.	iiocryimuw	201733481	Ozörpykal l-tor	10	08.11.2022	1	9,05	minério	79	230	1660	510	540	0.8	12	3,75	2,04	0,68	0,188	0,796
		reposto					1	8,94	desligado	65	160	1520	467	500	0,64	10	2,4	1,6	0,56	0,126	0,68
		acima					1	7,62	7,1	17,5	105	1290	319	375	0,86	2,8	2,9	0,64	0,22	0,0098	0,12
		abaixo					1	8,05	6,5	22	125	1410	351	415	1,28	5	3,75	0,8	0,3	0,021	0,16
9	MFJ shaklndagi "Hina" chet el korhonasi	recibos	200427499		90	21.11.2022	1	8,12	4,75	30	85	1150	319	340	0,14	4,6	2,2	0,36	0,308	0,0098	0,588
		reposto					1	8,35	5.3	20	65	996	287	302	0,5	4.2	3,6	0.26	0,3	0,0096	0,564
		acima					1	7,48	7,4	10	95	1310	351	375	0,24	2	2,7	0,16	0,28	0,0092	0,496
		abaixo					1	8	7,07	13,5	105	1240	319	350	0,2	2,4	2,4	0,2	0,288	0,0094	0,54
10	"HonkaDon mahsulotlari" AJ	recibos	200429242	Mityanov chamador	80	28.11.2022	1	8,58	desligado	35	55	1560	351	405	1,44	6,4	8,8	0,54	0,8	0,224	1,244
		reposto					1	8,42	arco	25	30	1370	287	365	128	2,4	7.8	0,48	0,624	0,054	0,844
		acima					1	8,05	desligado	2,5	45	860	128	180	1,36	2.8	1.8	0,1	0,018	0,0002	0,54
		abaixo					1	8,18	4	3,75	35	920	191	250	1.2	2,6	22	0,16	0,042	0,005	0,598
11	"Korakoshtaymir Plastic Service x'k	reposto	205334169	Zhirmnzkul kall-tor	50-70	20.12.2022	1	7,59	desligado		126	1540	383	420	0,74	3	2,7	0,46	0,8	0,056	1,372
		acima					1	7,31	2,1		118	1410	319	360	0,6	2,8	1.2	0,02	0,012	0,0092	0,94
		abaixo					1	7,45	desligado		278	1650	351	390	0,7	2,6	2	0,38	0,3	0,019	1,152

Dados estatísticos de 2022-2023 segundo o Departamento de Ecologia e Proteção do Ambiente da província de Khorezm

Por MIZ O papel de Kosh na qualidade da água de cordas pelo SIAC de Khorezm para o 4° trimestre de 2023.

№	Local de seleção (objeto)		LATA	Ponto de descarga	Descarga de águas residuais milhares de m3/dia	Data de seleção	Conteúdo do nnge (ESD11C1HGOV, mg/dmS														
							Número de amostras pcs	pH	fábrica beijo-d	CBO5	Pelotão. coisa	Resíduos secos	CL	SO4	NO2	NII4	NO3	Fe	P	Cg+6	Zn
									m|O_d 'dm	mgO₂/dm	mg/dm 3	mg/dm3	mg/dm3	mg/dm3	mg/dm3	mg/dm3	mg/dm3	mg/dm3	mg/dm3	mg/dm3	mg/dm3
1	2	3	4	5	6	7	8	9	10	11	12	13	14	15	16	17	18	19	20	21	22
1	"GURLAN. TEIAS GLOBAIS". MSCH	recibos	307480031	Shanti kall-tor	700	05.12.2023	1	7	minério	14	40	1520	351	390	0,135	desligado	0,121	0,06	0,36	0,0132	0,026
		reposto					1	7,08	orc	10	32	1206	287	325	0,114	desligado	0,104	0,04	0,32	0,01	0,022
		acima					1	7,4	U	5,75	23	1008	223	260	0,03	desligado	0,016	0,03	desligado	desligado	desligado
		abaixo					1	7,35	1,1	8,25	27	1100	255	265	0,045	desligado	0,022	0,02	0,06	desligado	desligado
2	"KHOREZM TECH" BFM	betão n.º 1	302413758		25	21.11.2023	1	7,9	desligado	22,5	84	1480	319	370	0,225	1,232	0,638	0,74	0,19	0,108	0,08
		betão n.º 2					1	7,65	desligado	28,7	63	1220	287	330	0,18	1,155	0,616	0,66	0,11	0,084	0,076
3	"Hazorasp textil" por MZH	KIS	300074865			26.10.2023	1	7,55	**desligado**	37,5	83	1474	383	440	0,519	6,779	0,572	0,38	0,44	0,0036	0,09
4	Urgench O.S.	recibos	201733481	Chakkakul call-tor	81	28.11.2023	1	8,3	desligado	75	95	2170	447	510	0,93	5,39	1,045	1,2	0,6	0,116	0,608
		reposto					1	7,8	minério	65	80	1860	415	470	0,84	5,082	0,869	0,9	0,52	0,092	0,58
		acima					1	7	1,1	8,5	28	1120	255	290	0,234	0,85	0,286	0,25	0,2	desligado	0,148
		abaixo					1	7,2	1	12,5	37	1270	319	370	0,3	1,078	0,308	0,3	0,26	0,0028	0,17
5	Pitnak O.S.	recibos	201733481	Chikirchikal l-tor	11	28.11.2023	1	7,95	0,5	45	70	1650	383	**420**	0,69	3,85	0,726	0,68	0,46	0,064	0,08
		reposto					1	7,73	0,8	38	48	1356	350	400	0,552	3,388	0,682	0,56	0,38	0,038	0,056
		acima					1	7,25	1,7	5,5	20	1150	223	270	0,135	0,77	0,132	0,25	0,14	desligado	desligado
		abaixo					1	7,45	1,5	7,5	33	1200	255	310	0,165	0,924	0,154	0,28	0,19	desligado	desligado
6	Hiva O.S.	recibos	201733481	Ozerilkal l-tor	10	28.11.2023	1	8,15	desligado	65	80	1700	383	450	0,78	4,312	0,869	0,78	0,52	0,084	0,58
		reposto					1	8	**desligado**	55	68	1580	319	400	0,639	3,542	0,726	0,66	0,44	0,06	0,512
		acima					1	7.5	1,3	7,5	25	1060	223	270	0.195	0,73	0,203	0,32	0,184	desligado	0,096
		abaixo					1	7,85	1Д	8,5	40	1100	255	310	0,234	0,85	0,253	0,38	0,24	desligado	0,102
7	"Serviço de plásticos Korakosh Ta'mir" x/k	reposto	205334169	Jirmizkul kall-tor	50-70	08.11.2023	1	7,35	desligado	32,5	65	1618	319	360	0,18	0,077	0,049	0,1	0,44	0.0028	0,026
		acima					1	7,41	1,6	3,75	40	1390	255	300	0,015	TOC	0,0055	desligado	0,04	desligado	desligado
		abaixo					1	7,45	1,8	5,75	45	1436	287	330	0,03	desligado	0,011	desligado	0,05	desligado	desligado
8	"Feedgran" MSH	betão/chukur	301316238			23.11.2023	1	7,56	1,19	15	25	1078	255	300	0,075	minério	desligado	0,01	desligado	desligado	desligado
9	"OASIS	reposto	3064127			06.12.20	1	7,8	1,1	13	58	1080	255	305	desliga	desliga	desliga	0,02	0,04	0,032	0,026

	S DREAM" MSH		17			23		8							do	do	do				
		acima					1	7,51	1,6	5	66	1468	351	390	desligado	desligado	desligado	0,03	0,1	0,01	0,038
		abaixo					1	7,7	1,3	7,5	60	1400	319	360	desligado	desligado	desligado	desligado	0,03	0,01	desligado

Relatório do Departamento de Monitorização do Oblast de Khorezm para 2023. **/Atmosfera/.**

Srsd.quarter.

Nº	Nome da empresa	Nomes e funções de S1va, oficina, secção	Eis alguns exemplos de tecnologias, equipamentos, etc.	Número da fonte controlada		Nanobanho do ingrediente a ser determinado	Projeto, concentrações mg/mS	Valor de emissão de projeto (de acordo com o documento normativo), g/seg.	Concentrações reais mg/mS	Emissões reais/seg.	Il rios inclinados e normativos (MAP, DH) quantas pessoas	Presença e tipo de unidade legal de poeiras (DGO)	Eficiência de purificação de WU, %		Medidas adoptadas			Número de fontes controláveis.
				projeto	facto								Projeto.	facto.	Número do artigo CoAO Ruth	on.too.ine sum ipraf 114 C. sum	inscrição de acções montante da sanção em milhares de euros	
1	2	3	4	5	6	7	8	9	10	11	12	13	14	15	16	17	18	**19**
1	**"Urgench yog moi" AJ Cidade de Urganch**	Fresagem	Aspirar.	78	78	Poeira.farinha	98,1	0,127	85,933	0,112	-	4BCSH	**90**	90				2
				79	79	Poeira.farinha	113,76	0,1317	103,099	0,127	-	UTS-38-500	**88,4**	88				
2	"Khoratmshakar" MCHJ. Tuprakkalja r/n	Casa das caldeiras	Caldeiras da marca "RAKET SHG 2 CHT"	17	17	Dióxido de azoto	82,95	1,43	81,503	0,872	-	-	-	-	-	-	-	14
						Óxido de carbono	364,72	6.37	275	2,941								
				18	18	Dióxido de azoto	82.95	1,43	79,508	0,85	-		-	-	-	-	-	
						Óxido de carbono	364,72	6,37	262,5	2,807								
3	"WBM Qoshkopir clastc-GMJ".	Compartimento de secagem.	Set-CC-15	2	2	Batida de pó.	35	0,073	30,39	0,064	-	CS6-.	96	96				**4**
				9	9	Batida de pó.	43,749	0,091	42,476	0,085	-	CS6-1200	98	96				
4	"Khorazm teh" MJ Clastesri.	Compartimento de secagem.	Set-CC-15	5	5	CHLOE Dust.	38,1	0,073	36,471	0,072	-	CS6-.	90	89			Raz ra. nov	6
				6	6	Batida de pó.	52,5	0,109	45,445	0,095	-	CS6-1200	90	90			pdw	
			Sistema de aspiração	7	7	Batida de pó.	43,75	0,091	33,105	0,086		CS6-1200	90	90				
5	FINANÇAS TÊXTEIS KHOREZM 2 catheg-e Shawat pahta toz.	Compartimento de secagem.	Set-CC-15	3	3	Batida de pó.	62,749	0,157	54,027	0,136		CS 6-CS	90	89				4
				4	4	Batida de pó.	67,335	0,157	59,862	0,149		CS6-.	90	90				
		Cabeças, cor	**Sistema de aspiração**	6	6	Batida de pó.	52,5	0,109	43,19	0,104		CS6-.	90	90				
				8	8	Batida de pó.	43,749	0,091	31,344	0,066		CS6-1200	93	93				
6	"Urganch bahmal." BFM	Casa das caldeiras	catequese turca ESB-1000.1pc	5	5	Dióxido de azoto	57,973	0,32216	59,383	0,21		-	-	-				4
						Óxido de carbono	126,54	0,4274	75	0,266		-	-	-				
7	"CLUSTER URGENCH" BFM	SOC.OC	Set-CC-15	4	4	Batida de pó.	68,235	0,1575	57,528	0,141		CS6-.	90	90				4
				5	5	Batida de pó.	38,1	0.0731	24,685	0,062		CS 6-VZP1200	96	96				
8	"Gurlan Global Tex" MZH (Gurlen r/n) 2 catheg-e	**social. ots Principal, corpus.**	SS-15.	1	1	Batida de pó.	-	-	26,4	0,11		CS6-.	90	89				9
			Pressione.lint.	2	2	Batida de pó.	-	-	27,578	0,11		Csb-	90	89				
			aspiração	3	3	Batida de pó.	-	-	38,85	0,125		CS6-.	90	90				
9	MSJ "Yangi Ariq Teh" (distrito de Yangiarik) 2 catheg-e	SOC. ots Edifício principal.	SS-15.	3	3	Batida de pó.	62,749	0,157	39,323	0,114		Ц8-	90	9				3
				6	6	Batida de pó.	52,5	0,109	32,93	0,079		Ц8-	90	89				
				8	8	Batida de pó.	43,749	0,091	40,993	0,082		Ц8-	90	90				
10	-KOBOTEX-MCJ Distrito de Bogatsky	SOC. ots Principal, corpus.	SS-15.	3	3	Batida de pó.	62,749	0,157	63,072	0,144		CS6-.	90	89				3
			Pressione.lint.	6	6	Batida de pó.	52.5	0,109	41,791	0,088		CS6-.	90	89				
			aspiração	8	8	Batida de pó.	43,749	0,091	42,081	0,089		CS 6-VZP	90	90				

11	"Bohodirhon Egam. carvões "X/K. 2-categoria.	Colz.pec. Tijolo de forno	Tubo	9	9	Dióxido de azoto	17,096	0,095	15,912	0,087		-						4
						Óxido de carbono	82,239	0,457	65	0,358		-						
12	"Allabergan ota." CHTHF. 2-categoria.	Colz.pec. Tijolo de forno	Tubo	II	11	Dióxido de azoto	-	-	14,387	0,079		-						3
						Óxido de carbono	-	-	25	0,137		-						
13	Zhaikhun yu/tardan muntaeam foidolanish" CC. Urganç t	Oficina de asfalto	Cyc.fyltr	1	1	Nsorgai.dust			-	-	-	-						-
									-	-	-	-						
14	"Mahmoud" MJW Urgench, r/n 2-cat.	Colz.pec. Tijolo de forno	Tubo	9	9	Dióxido de azoto	22,164	0.068	18,97	0,058		-						3
						Óxido de carbono	170,367	0,524	137,5	0,423		-						
15	"NAWRUZ" MJ Urgench, r/n 2-cat.	Colz.pec. Tijolo de forno	Tubo	11	11	Dióxido de azoto	27,297	0,151	25,172	0,091		-						1
						Óxido de carbono	36,213	0,201	35,75	0,158		-						
16	Boburbek Rustam Yusuf MSJ Gurlant 2-gato	Colz.pec. Tijolo de forno	Tubo	1	1	Dióxido de azoto	-	-	-	-								-
						Óxido de carbono	-	-	-	-								
17	"Amin Buron Mirzo" PE Yangibazar.r/n 2-cat.	Colz.pec. Tijolo de forno	Tubo	1	1	Dióxido de azoto	-	-	14,544	0,033		-						2
						Óxido de carbono	-	-	70	0,161		-						
18	"ALLABERGAN "HICHF Yangibazar.r/n 2-cat.	Colz.pec. Tijolo de forno	Tubo	10	10	Dióxido de azoto	17,059	0,061	10,895	0,038		-						4
						Óxido de carbono	46,991	0,172	28,8	0,101		-						
19	"MADIR" PE Hankinsky.r/n 2-cat.	Colz.pec. Tijolo de forno	Tubo	10	10	Dióxido de azoto	37,97	0,211	18,083	0,1		-						3
						Óxido de carbono	125,97	0,7	70	0,388		-						
20	"Zhaikhun Kurilish" MZH Hankinsky.r/n 2-cat.	Colz.pec. Tijolo de forno	Tubo	11	11	Dióxido de azoto	14,654	0,074	13,046	0,072		-						3
						Óxido de carbono	86,55	0,459	57,5	0,319		-						
21	"Badrhonli Pirhon" HC Khivin. r/n 2-cate.	Colz.pec. Tijolo de forno	Tubo	11	11	Dióxido de azoto	23,5	0,132	13,489	0,074		-						3
						Óxido de carbono	26,4	0.141	20	0,11								
22	"Kuchtsor bogbon" HC. Khivin. r/n 2-cate.	Colz.pec. Tijolo de forno	Tubo	1	1	Dióxido de azoto	-	-	13,043	0,069		-						4
						Óxido de carbono			41,25	0,218								
23	"Otonazar "fx Khivin. r/n 2-cate.	Colz.pec. Tijolo de forno	Tubo	9	9	Dióxido de azoto	27,297	0,083	13,476	0,047								3
						Óxido de carbono	36,123	0,638	137,5	0,481								
24	"Khiva Ahmad usta" HC Khivin. r/n 2-cate.	Colz.pec. Tijolo de forno	Tubo	II	11	Dióxido de azoto		0,088	19,353	0,06								3
						Óxido de carbono		0,112	32.5	0,101								
25	"Khiva Fays HC Khivin. r/n 2-cate.	Colz.pec. Tijolo de forno	Tubo	1	1	Dióxido de azoto		0,113	14,882	0,082								3
						Óxido de carbono		0,155	20	0,11								
26	"Bunyodbek Ergashbek." Yangibazar. r/n 2-cate.	Colz.pec. Tijolo de forno	Tubo	1	1	Dióxido de azoto	-	-	-	-								-
						Óxido de carbono	-	-	-	-								
27	Shohrukh tadbirkor HC Honka. r/n 2-cate.	Colz.pec. Tijolo de forno	Tubo	11	11	Dióxido de azoto	9,537	0,053	7,46	0,041								3
						Óxido de carbono	59,565	0,331	45	0,247								
28	"Hazarasptekstee!." MCH 2 gatos	sócio	SS-15.	3	3	Fervor CHLOP	62,749	0,157	60,407	0,151								4
			aspiração	6	6	Poeira HLOP.	52,5	0,109	26,093	0,076								
29	Agregado de Khiva" MCH Hiwat2-gato	social	SS-15.	1	1	Poeira HLOP.	-	-	16,788	0,203								5
		Cor da cabeça	aspiração	2	2	Poeira HLOP.	-	-	22,112	0,267								
30	UzAvto Motors" AZh Khorezm phil. 1-cate.	Vestível	Tubo	1	1	Dióxido de azoto	40,2	0,0317	26,706	0,022								7
						Óxido de carbono	128,5	0,105	90	0,075								
31	GRANDE EXPORTAÇÃO DE ALGODÃO MJW. Rico t. 2 cat.	sococ	SS-15.	1	1	Poeira HLOP.	-		63,147	0,157								2
		Dirigir-se a		2	2	Poeira HLOP.	-		58,624	0,123								
32	' Xudaybergan Abdol" HC Organdi t. 2-categoria.	Colz.pec. Tijolo de forno	Tubo	9	9	Dióxido de azoto	-		8,254	0,045								1
						Óxido de carbono	-		25	0,137								

33	Urganch T "Norimon Xoji". 2-categoria.	Colz.pec. Tijolo de forno	Tubo	1	1	Dióxido de azoto	-		14,27	0,049									1
						Óxido de carbono	*		37,5	0,131									
34	"Goibugishtta'aminot "hk Urgench t. 2-categoria.	Colz.pec. Tijolo de forno	Tubo	10	10	Dióxido de azoto	23,38	0,13	21,328	0,117									4
						Óxido de carbono	183,01	1,017	100	0,55									
35	"Anjirchi g'isht" MChJ Urganch t. 2-categ.	Colz.pec. Tijolo de forno	Tubo	1	1	Dióxido de azoto	-	-	10,62	0,037									1
						Óxido de carbono	-	-	20	0,07									
36	Izzat Komil XK Bog'ot T. 2-categoria.	Colz.pec. Tijolo de forno	Tubo	1	1	Dióxido de azoto			7,593	0,04									2
						Óxido de carbono			32,5	0,172									
37	"Shovot Abror g'isht qurilish" xk Shovot t, de 2 categorias	Colz.pec. Tijolo de forno	Tubo	1	1	Dióxido de azoto	-	-	10,73	0,041									1
						Óxido de carbono	-	-	28,75	0,109									
38	"Shoxobod qurilish servis Shovot t, de 2 categorias	Colz.pec. Tijolo de forno	Tubo	1	1	Dióxido de azoto	-	■	11,263	0,043									1
						Óxido de carbono	-	-	25	0,095									
39	"Boyot g'isht" XK Yangiariq t. 2-categoria.	Colz.pec. Tijolo de forno	Tubo	10	10	Dióxido de azoto	26,938	0,149	38,315	0,13									1
						Óxido de carbono	206,874	1,149	100	0,34									
40	"Aglomerado agrícola de Yangibazar" MCH. Yangibazart. 2 cat.	soc.oc	SS-15.			Poeira HLOP.	-	-	-	-									-
		Dirigir-se a				Poeira HLOP.	*	-	-	-									
																			125

Dados estatísticos 2022-2023 de acordo com os dados do Departamento de Cuidados de Saúde da província de Khorezm

Departamento de Saúde da província de Khorezm

Indicadores comparativos da morbilidade primária das doenças mentais nas cidades e distritos da região de Khorezm para 2022-2023.

Indicadores comparativos da morbilidade primária das doenças mentais nas cidades e distritos da região de Khorezm para 2022-2023.

(em números absolutos e por 100 000 habitantes)

Cidades e distritos	2022 г		2023 г	
	Em números absolutos	Por 100.000 habitantes organismos	Em números absolutos	Por 100.000 vivos-corpo

Urgench	52	35,1	58	38,3
Tuprokkala'a	19	33,2	14	23,9
Khiva	29	30,2	33	33,7
Bogotá	60	35,1	52	29,8
Gurlan	43	28,1	52	33,4
Kushkupir	49	27,6	47	26,0
Distrito de Urgench	56	27,0	126	59,6
H,azorasp	63	31,4	63	30,9
Honza	53	27,4	57	29,0
Distrito de Khiva.	65	43,1	55	35,8
Shovot	62	35,3	43	24,1
Yaigiaritz	45	37,5	27	22,1
Yangibozor	23	25,5	40	43,6
De acordo com os indicadores regionais	**619**	**31,9**	**667**	**33,7**

De acordo com os dados do Departamento de Saúde da região de Khorezm, o número de
de pacientes com doenças mentais de acordo com indicadores regionais gerais em 2023 aumentou em 48 pacientes (por 100.000 habitantes) em comparação com 2022.
2023 aumentou em 48 pacientes (por 100.000 habitantes) em comparação com 2022.
ano

Indicadores comparativos da morbilidade primária das doenças tumorais nas cidades e distritos da região de Khorezm para 2022-2023

Indicadores comparativos da morbilidade primária das doenças tumorais nas cidades e distritos da região de Khorezm para 2022-2023.

(em números absolutos e por 100.000 habitantes)

Cidades e distritos	2022 г		2023 г	
	Em números absolutos	Por 100.000. residentes	Em números absolutos	100000 ahzliga
Urgench	139	93,7	147	97,0
Tuprozzal'a	30	52,4	26	44,4
Khiva	89	92,6	89	90,9
Bogotá	106	62,0	114	65,4
Gurlan	93	60,7	92	59,0
Kushkupir	106	59,7	124	68,7
Distrito de Urgench	150	72,3	141	66,7
H,azorasp	130	64,9	129	63,2
Honza	193	99,9	185	94,1
Distrito de Khiva	92	61,0	96	**62,6**
Shovot	128	72,8	167	93,4
Yangiaritz	89	74,2	76	62,3
Yangibozor	59	65,5	52	56,7
De acordo com os indicadores regionais	**1404**	**72,3**	**1438**	**72,7**

De acordo com os dados do Departamento de Saúde da região de Khorezm, o número de
de pacientes com doenças oncológicas de acordo com indicadores regionais gerais em 2023 aumentou em 34 pacientes (por 100.000 habitantes) em comparação com 2022.
ano

(número absoluto e por 100.000 habitantes)

Cidades e distritos	2022 г		2023 г	
	Em números absolutos	Por 100.000. residentes	Em números absolutos	Por 100.000. residentes
Urgench	542	365,4	335	221,1
Tuprokkala'a	131	228,8	101	172,3
Khiva	395	411,0	291	297,2
BOFOT	184	107,6	302	173,2
Gurlan	233	152,1	241	154,6
Kushkupir	419	236,0	289	160,0
Distrito de Urgench	384	185,2	513	242,7
Hazorasp	402	200,6	391	191,6
Honka	238	123,1	399	202,9
Distrito de Khiva	236	156,4	304	198,1
Shovot	206	117,2	337	188,5
Yangiarik	220	183,5	215	176,2
Yangibozor	130	144,2	136	148,4
De acordo com os indicadores regionais	**3720**	**191,6**	**3854**	**195,0**

De acordo com os dados do Departamento de Saúde da região de Khorezm, o número de
de pacientes com diabetes mellitus de acordo com indicadores regionais gerais em 2023
aumentou em 134 pacientes (por 100.000 habitantes) em comparação com 2022

Deficiência na região de Khorezm
informação anual para 2022-2023.

Cidades e distritos	2022 й			2023 й		
	Geral	Crianças	Adultos	Geral	Crianças	Adultos
Urgench	5006	696	4310	5231	727	4504
Tuprokkala'a	1460	276	1184	1577	283	1294
Khiva	3035	458	2577	3225	486	2739
BOFOT	3760	785	2975	4088	838	3250
Gurlan	2990	592	2398	3162	594	2568
Kushkupir	4938	934	4004	5245	969	4276
Distrito de Urgench	4926	918	4008	5415	981	4434
Hazorasp	6199	860	5339	6681	889	5792
Honka	4706	906	3800	5017	888	4129
Distrito de Khiva	4584	802	3782	5055	820	4235
Shovot	4650	999	3651	5001	1026	3975
Yangiarik	3416	736	2680	3705	783	2922
Yangibozor	2096	434	1662	2254	451	1803
De acordo com os indicadores regionais	**51766**	**9396**	**42370**	**55656**	**9735**	**45921**

De acordo com os dados do Departamento de Saúde da região de Khorezm sobre os indicadores regionais gerais
indicadores regionais gerais, a taxa de incapacidade aumentou em 3 890 novos casos registados em 2023 (por 100 000 habitantes) em comparação com 2022

LITERATURA UTILIZADA

Abdullaev R.B. et al. Impacto dos problemas ambientais na saúde da população da região de Khorezm. IIMSI ZHARCHYSY. Boletim do NIMSI. Revista científica e informativa. Quirguizistão . Jalal-Abad. 2022. № 2(4). 17-23 p. **Abdullaev R.B.,** Bakhtiyarova **A.M.** Prevalência de patologia do sistema digestivo entre mulheres em idade fértil nas condições da região sul do Mar de Aral. Coleção de artigos científicos da Conferência Internacional Científica e Prática "O papel da inovação na medicina". 2024. Urgench. 407 pp.

Abdullaev R.B. et al. Crise do Aral: problemas de cultura ecológica e saúde. // Monografia. Urgench. 2012.-C.120.

Abdullaev R.B., Yakubova A.B. Ocorrência de morbilidade do sistema digestivo em mulheres em idade reprodutiva que vivem em Khorezm Viloyat // Journal of Hepato-Gastroenterological Research. - 2020. - T. 1. - №. 1.

Alibekov L., Nishonov S. Orol fozheasining okibatlari // Fan va turmush. - 1994. - №3. -C. 8-9.

Asadov D.A. Aspectos médicos e sociais da mortalidade materna numa região com uma elevada taxa de natalidade //Med. zhurn. of Uzbekistan. 1992, №11-12. C.69.

Abdullaev R.B., Hodjaev Sh.A., Ruzmetova M.S. Prevalência de doenças extragenitais em mulheres em idade fértil que vivem em condições de desvantagem ecológica // Medical Journal of Uzbekistan - 2000.- № 4.-S. 65-67.

Abdullaev R.B. Perebtvirazkova! khvorabisi lunka! twelve-palo! tutyun "us" //V!snik naukoikh dosliženi.-Ukraine.-2000. -№3. -C. 38-39.

Berdimuratova A. Crise ecológica em Priaralie e problemas da sua solução /Economia e Estática.- 1997. -№11-12. -C. 70-71.

Baltabaev A.A. Prevalência de defeitos cardíacos em mulheres em idade fértil. //Med.zhurn.uzbekistan 1996. №3. C.29-30.

Problemas higiénicos e ecológicos da hidrosfera e da saúde pública na zona da parte do Cazaquistão da **região do Mar** de Aral **/Kulmanov M.E., Amrin K.R., Kenesariev K.I.** e outros. //Proteção sanitária do Cazaquistão. -1993. -№3. -C. 17-20.

Bekchanova Y.H. Análise clínica e farmacológica dos hepatoprotectores utilizados para o tratamento da cirrose hepática na região de Khorezm. Avtoref.dissertação...Dr.-Ph.D. em ciências médicas. Tashkent, 2022. - 60 pp.

Babadjanova F.R.Peculiaridades da adaptação do miocárdio na doença cardíaca congénita em crianças que vivem na zona do Mar de Aral. Tashkent, 2022. - 73 pp.

Goldstein R. A nossa geoecologia /Economia e Estatística. -1996. -№3. -C.6364.

Duschanov B.A. Zhanubiy Orol Buyi minntakasidagi ecologik nokulai vaziyat / Mat.Resp. -1999. - C.2-3.

Iskandarov Sh.T. Avaliação da eficácia de novos métodos de desinfeção de água potável e de águas residuais para a prevenção de infecções intestinais. //Infeção, imunidade e farmacologia. 1999. № 1 C. 75-77.

Ignatieva N.O., Runkov S.I. Problemas ecológicos e socioeconómicos do Mar de Aral. // Ogaryov-Online. Mordova. 2023. №4(189). 1-6 pp.

Karimov I.A. O Uzbequistão no limiar do século XX. T. "Uzbequistão". -1997. -C.105128.

Kadirova X. Situação ecológica e saúde da população do Cazaquistão /Health of Kazakhstan. -1993. -№6. -C. 12-14.

Kazakova R. Situação ecológica e saúde humana /Economia e Estatística. -1997. -№3. -C. 59.

Kosimov E.Y. et al. Tugish yoshidagi hotin-kizlar va homilador ayollarda extragenital kasalliklarning tarkalishi, tashkhisi va sogmlashtirish masa-lalari. //Med.zhurn. do Uzbequistão. 1995. №3. C. 3-6.

Kobilov E. E. et al. Peculiaridades do curso de doenças entre a população da região sul do Mar de Aral // A43 Problemas actuais de ecologia e utilização da natureza. -2021. - T. 22. - C. 307.

Nuraliev N-A. Caraterísticas do sistema imunitário e da microbiocenose do intestino grosso em crianças saudáveis e com doenças diarreicas, que vivem no território do país
No Priaralie do Sul e novas abordagens para a sua correção. -Autoref. dissertação para a obtenção do grau académico de doutor em ciências médicas. -Tashkent-2001. - 32 pp.

Navruzov D.K. Peculiaridades etárias dos índices antropométricos de diferentes partes da coluna vertebral em crianças adolescentes que vivem no Priaralie do Sul. Dissertação de doutoramento em ciências médicas. Tashkent, 2023. - 102 pp.

Razzakov R.M. Problemas ecológicos da região do Mar de Aral /Dissertação de mestrado...dr. de geografia. ciências. Tashkent, 1997. - 89 pp.

Tileukulova G.S. Impacto da crise do Aral nos países da Ásia Central. // Realizações da ciência e da educação. Cazaquistão. 2022. №2(82). 14-16 pp.

Yuldashev O.S. Caraterísticas da disfunção da glândula tiroide e mastopatias em mulheres em idade fértil na região do Sul do Mar de Aral. Tashkent, 2022. - 89 pp

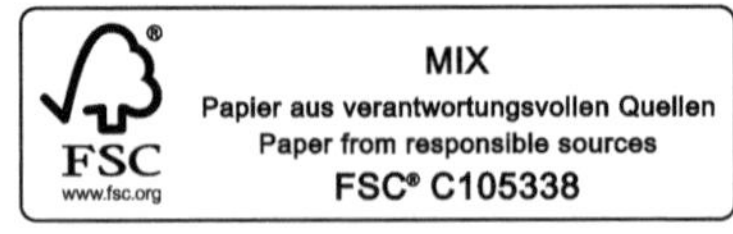

Printed by Books on Demand GmbH, Norderstedt / Germany